박병순 박사의
줄기세포로 젊어지기
····
내 친구는 왜
젊어 보일까

박병순 박사의
줄기세포로 젊어지기

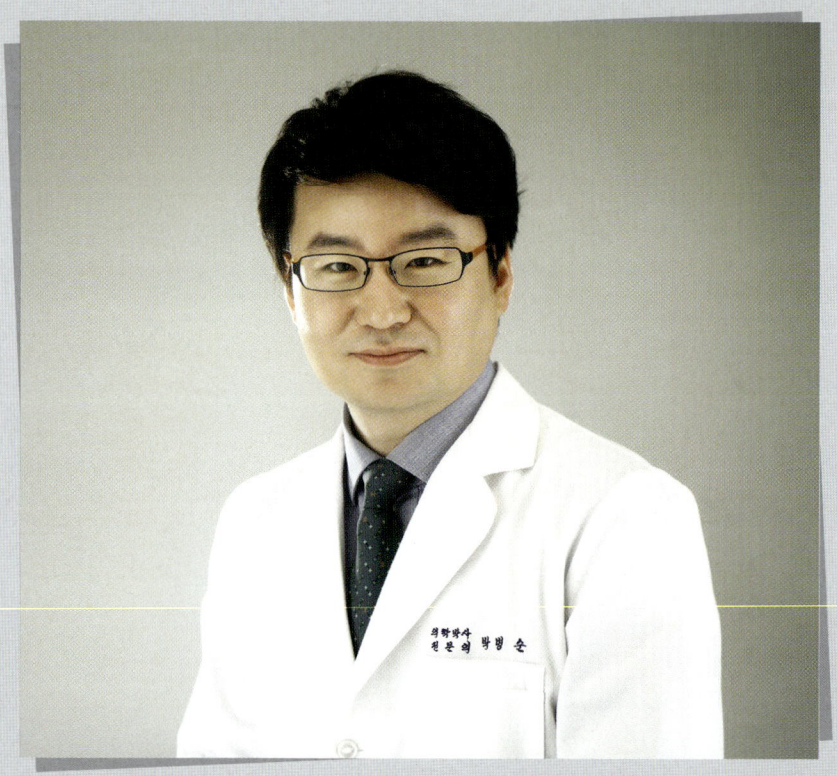

박병순

Byung-Soon PARK
M.D., Ph.D.

지은이

서울대학교 의과대학을 최우등급 Summa Cum Laude 으로 졸업하고 서울대학교병원에서 피부과 전문의 자격을 취득하였으며 고려대학교 대학원에서 미생물학 박사 학위를 취득했다. 이후 리더스 피부과와 리더스코스메틱을 공동 창업하였고 서울대학교 의과대학에서 겸임 및 초빙 조교수를 역임하였으며 줄기세포 재생의학 분야의 혁신가로서 현재 셀파크피부과 원장으로 재직하며 면역조절을 통한 노화 방지 세포치료법에 집중하고 있다.

2004년에 지방 조직에서 줄기세포를 발견하며 피부 재생을 위한 세포 뱅킹을 시작했고 2007년에는 전 세계적으로 줄기세포 배양액의 상용화를 선도하여 줄기세포를 실용적으로 사용하기 시작했다. 2008년 피부외과학회지 『Dermatologic Surgery』에 세계 최초로 '피부 노화에 대한 지방 유래 줄기세포(ADSCs)의 적용'에 관한 논문을 발표했으며 2009년에는 미국의 피부 노화 교과서 『Textbook of Aging Skin』 중 '피부 노화에 대한 지방유래 줄기세포(ADSC)의 적용'에 관한 챕터를 저술했다. 또 2015년에는 SCI 저널인 국제 피부과 학회지 『International Journal of Dermatology』에 '여성형 탈모 치료를 위한 줄기세포(ADSC) 단백질 추출물의 효과'에 대한 논문을 세계 최초로 제시했다.

지난 20년간 줄기세포 기술을 적용한 피부 및 모발 재생 치료를 수행하며 풍부한 임상 경험을 쌓았고 미용 및 노화 방지 치료의 경우 피부과 의사로서 28년 이상의 경력을 이어오고 있다. 지금까지 모두 25건의 줄기세포 및 피부 관련 특허를 소유하고 있으며 줄기세포 및 엑소좀 관련 논문 15편을 포함해 국내외 논문 35편을 집필했다. 줄기세포 기반의 피부 및 모발 재생을 포함한 다양한 연구를 수행하였으며 세계피부과학회지 『World Journal of Dermatology』 와 세계줄기세포학회지 『World Journal of Stem Cell』의 편집위원으로 활동했다.

약 력
PROFILE

1994	서울대 의대 졸업 (최우등졸업상 수상)
1997~1999	서울대 의대 의학석사
2002~2005	고려대 의대 미생물학 의학박사
2002~2013	리더스피부과 네트워크 공동 창업
2005	리더스코스메틱, 프로스테믹스 공동 창업
2008	대한피부과학회 학술대회 최우수 포스터연제상 수상
2009	마르퀴즈 후즈후 등재
2008~2011	서울대 의대 겸임 조교수, 초빙 조교수
2009~현재	세계줄기세포학술지 편집위원
2009~현재	세계피부과학회지 편집위원
2011~현재	성균관대 의대 외래교수
2013~현재	건국대 의학전문대학원 외래교수
2013~현재	셀파크 피부과 설립 및 대표원장

세계줄기세포학술지 편집위원

세계피부과학회지 편집위원

대한피부과학회 정회원

미국미용외과학회(AACS) 정회원

미국지방흡입학회(ASLSS) 정회원

국제탈모치료학회(ISHRS) 정회원

줄기세포 조직재생학회 재무이사

차 례
CONTENTS

프롤로그	08
01. 도마뱀의 꼬리에서 배워라	12
02. 젊음의 비밀, 세포는 알고 있다	18
03. 지방 속 줄기세포에 주목하라	28
04. 줄기세포란 무엇인가	34
05. 줄기세포의 허락을 받기까지	42
06. 의술의 포토샵, 흉터를 치료하다	54
07. 노화의 골을 없애다	66
08. 성형 없이 얼굴을 바꾼다?	74
09. 잔디 머리가 가능하다?	82
10. 줄기세포를 편리하게 이용해보자!	96
11. 이게 궁금해요! Q&A	101
출판목록 및 특허	106
에필로그	112
칼럼 1. 당신은 지금의 얼굴에 만족하는가?	114
칼럼 2. 늙어 보이는 이유	116
용어설명	120
참고문헌	126

박병순 박사의
줄기세포로 젊어지기

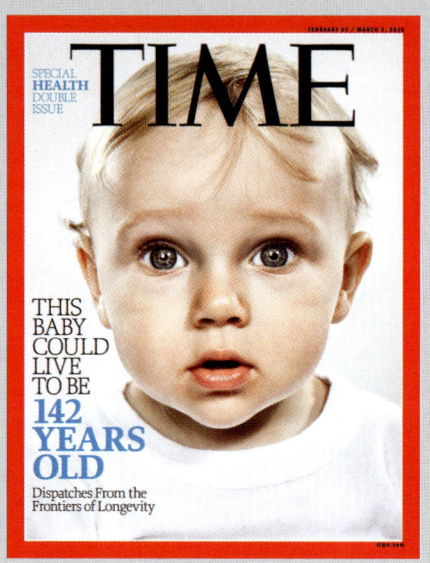

　몇 해 전 흥미롭다 못해 충격적인 뉴스 하나를 봤다. 미국의 시사주간지 타임TIME이 2015년 2월 "올해 태어난 아기는 특별한 사고나 질병이 없는 한 142세까지 살 수 있다"고 보도했다. 현재 평균 수명이 약 80세인데 140세까지 살 수 있다니 이게 무슨 말인가 싶어 자세히 보니 한 의학팀 연구에서 비롯된 기사였다.[1]

프롤로그
PROLOGUE

미국 텍사스대학 헬스사이언스센터 연구팀이 '라파마이신'이란 약품을 쥐에게 먹인 뒤 평균 수명을 분석했는데, 약물을 복용한 쥐가 그렇지 않은 쥐보다 1.77배나 더 오래 산다는 사실을 발견했다. 이 실험 결과를 사람에게 적용해보면 신생아가 이 약을 먹을 경우, 현재 약 80세인 기대수명이 무려 142세로 늘어날 수 있다는 추론이 나온다. 70세 노인에게 지금까지 살아온 만큼의 시간이 더 주어지는 것이다.

내가 지금 저 약을 먹는다면 이론적으로는 앞으로 100년 가까이 더 살 수 있게 된다는 의미다. 50년 전 한국인의 평균 기대수명이 52살에 불과했는데 이미 80세를 넘어 빠른 속도로 연장되어가고 있는 것을 보면 142세 수명도 아주 먼 미래의 일만은 아닐지 모르겠다.

최근 각 분야에서 노화 방지 관련 연구가 활발하다. 구글은 2013년 10억 달러 규모의 노화 방지 연구개발 업체 칼리코Calico를 출범시켰다. 칼리코는 2014년 대형 제약회사 애브비AbbVie와 제휴하고 2021년 이 계약을 2025년까지 연장하면서 노화 관련 질병에 대한 새로운 치료제를 개발하기 위해 노력하고 있다.[2] 미국 앨버트아인슈타인 의대의 니르 바질라이 교수는 미국식품의약국FDA의 허가를 받아 메트포르민이라는 당뇨 약을 사용해 수명 연장에 관한 임상시험을 진행 중이다.[3]

---

1) https://time.com/3706775/in-the-latest-issue-23/
2) "애브비, 칼리코와 '노화 파트너십' 연장… '구글의 칼리코'" (2021.08.03.)
  http://www.biospectator.com/view/news_view.php?varAtcId=13780
3) "메트포르민(TAME)을 통한 노화 타겟팅" (2022.01.01.)
  https://link.springer.com/referenceworkentry/10.1007/978-3-030-22009-9_400

2021년에는 역(逆)프로그래밍이라는 새로운 노화 방지 기법이 주목받았다. 역프로그래밍은 세포의 유전자 표현을 재조정하여 세포의 나이를 되돌리는 과정이다. 의술의 발전으로 인류의 꿈인 불로장생이 현실로 다가오고 있다.

UN 인구기금의 '2020 세계인구현황 보고서'에 따르면, 평균 수명이 80세 이상인 국가가 2000년에는 6개국이었지만 2020년에는 30개국을 넘어섰다. 또한 이 보고서는 2050년까지 평균 수명이 80세 이상인 국가가 91개국으로 증가할 것으로 예상했고, 이를 '호모 헌드레드Homo Hundred 시대'라고 칭했다.[4]

우리의 조상인 '호모 사피엔스'에서 비롯된 단어인데, '호모 헌드레드 시대'가 도래함에 따라 앞으로는 언제 어디서나 의료 서비스를 받을 수 있는 U-헬스산업이 각광받을 것으로 보인다.[5]

우리는 장수하는 삶을 원한다. 그러면서도 아프지 않기를 희망한다. 그러다 보니 요즘 어르신들 사이에선 우스갯소리로 '9988234'란 말이 유행이란다. 구십구(99) 세까지 팔팔(88)하게 살다가 이삼일(23) 앓고 죽는 것(4)이 소원이라는 의미다. 노후의 건강한 삶이 얼마나 간절한지 알 수 있는 대목이다.

---

[4] "2020 세계인구현황보고서 한국어판 발간 - 보도자료" (2020.06.30.)
https://www.ppfk.or.kr/promotion/news-detail/239

[5] "21세기의 고령화: 축복받을 성과와 당면한 도전" (unfpa.org)
chrome-extension://efaidnbmnnnibpcajpcglclefindmkaj/
https://unfpa.org/sites/default/files/pub-pdf/Executive_Summary_of_AgeingKorean_Version.pdf

그런데 이젠 100세 넘은 노인이 더는 새롭지 않다. 기네스북에 오를 만큼 신기하지도 않다. 장수하는 삶을 소위 '가늘고 긴 삶'으로 표현하던 시대에서 이제는 **'굵고도 긴 삶'**을 살아갈 수 있는 시대가 된 것이다.

건강하고 싱싱하게 젊음을 유지하다 삶을 아름답게 마무리하는 것이 요즘 중장년층의 로망이 되고 있다. 나는 피부과 의사지만, 연구 분야는 피부에만 그치지 않는다. **'장수하는 삶'과 '젊음을 유지하는 비결' 모두에 초점을 두고 연구**하고 있다.

얼굴에서 노화가 사라지고 모발이 풍성해지면, 사람은 자신감을 얻는다. 그 활력은 곧 에너지가 되어 삶을 윤택하게 만들고 젊음을 선사한다. 이것이 피부 미용이 선물하는 마법의 효과다.

이 책이 많은 이들에게 젊음을 꽃피울 수 있는 계기가 될 수 있기를 바란다.

2024년 5월

새봄을 맞이하며, 병원에서

박 병 순

01
도마뱀의 꼬리에서 배워라
Learn from the Lizard's Tail

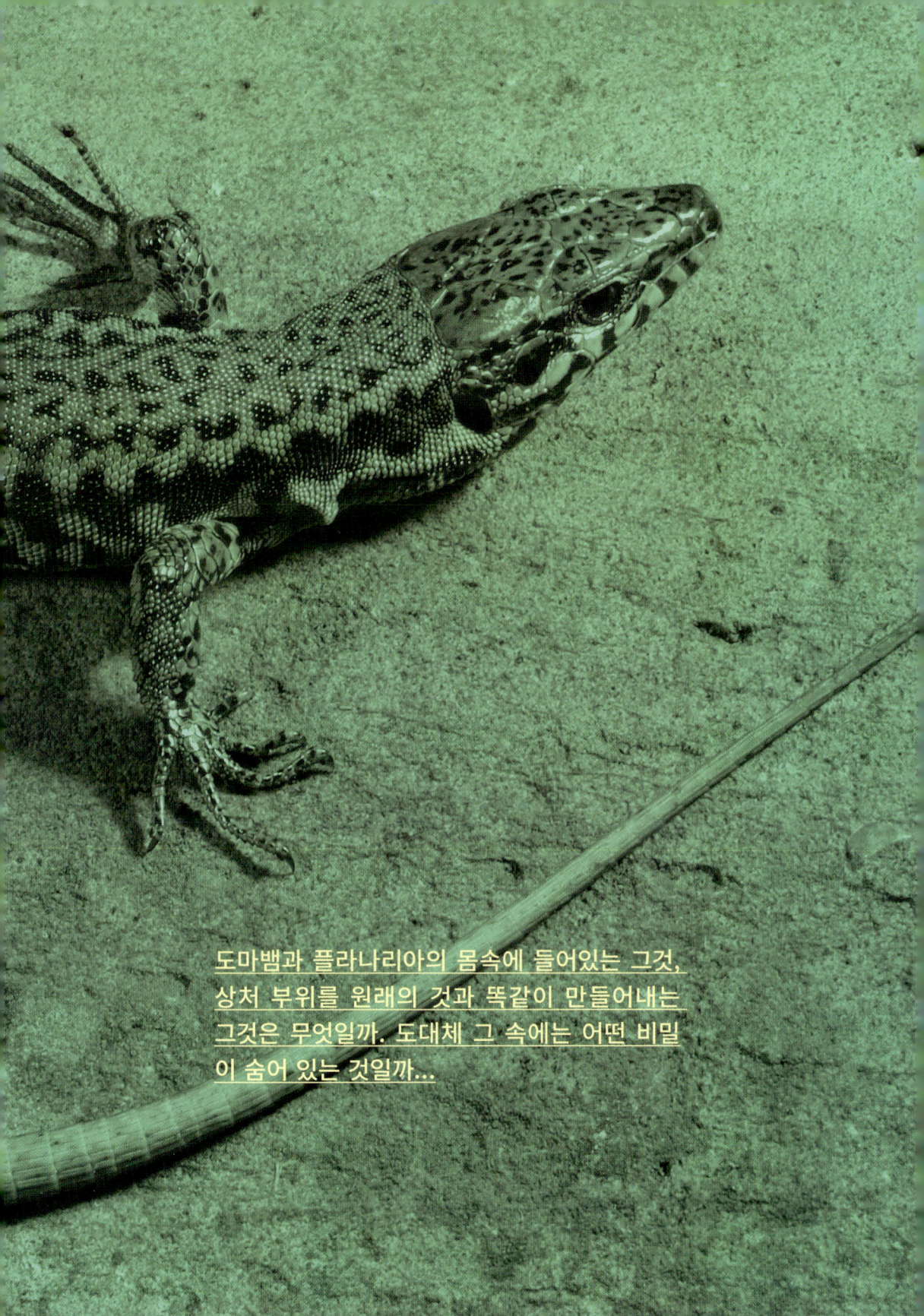

도마뱀과 플라나리아의 몸속에 들어있는 그것, 상처 부위를 원래의 것과 똑같이 만들어내는 그것은 무엇일까. 도대체 그 속에는 어떤 비밀이 숨어 있는 것일까…

박병순 박사의 줄기세포로 젊어지기
내 친구는 왜 젊어 보일까

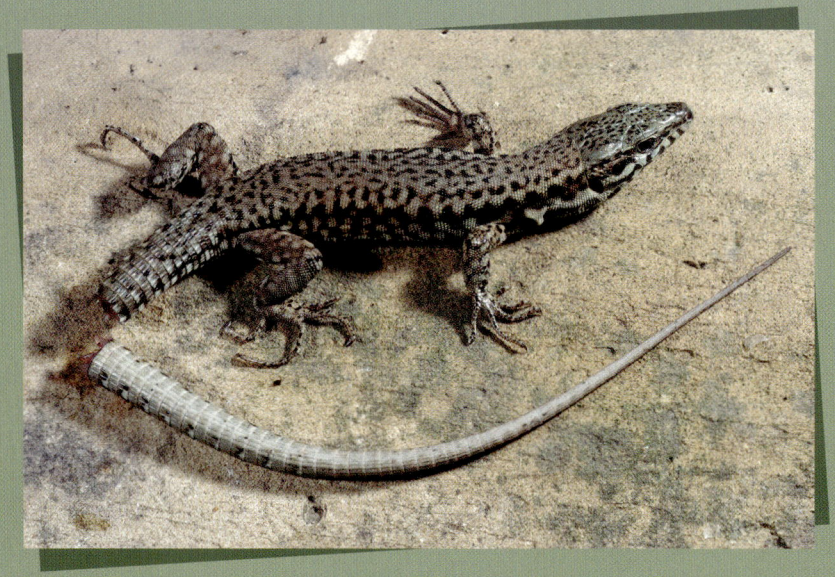

다소 끔찍해 보이는 위의 사진을 보라. 꼬리가 잘린 도마뱀의 모습이다. 이 도마뱀은 과연 죽었을까, 살았을까. 우린 이미 학교 다닐 때 배워서 답을 알고 있다. 도마뱀은 몇 개월만 지나면 다시 원래대로 꼬리가 자라 아무 일 없었다는 듯 잘 지낼 것이다.

제1장
도마뱀의 꼬리에서 배워라

아래 사진을 한번 보자. 이번엔 편형동물의 한 종류인 플라나리아다.

이 플라나리아는 도마뱀처럼 꼬리뿐 아니라 심지어 몸통이 반으로 나뉘어도, 머리가 둘로 쪼개져도 원래대로 복구된다. **자기 몸의 100분의 1조각만 남아 있으면 생명에 지장 없이 손상된 몸이 본래처럼 되살아난다고 하니 놀라운 재생능력**이 아닐 수 없다.

이러한 능력은 인간보다 열등하다고 취급되는 생물에게서 오히려 더 뛰어난 경우가 많다. 멕시코에 사는 '아홀로틀 Axolotl'이라 불리는 도롱뇽, 불가사리, 바퀴벌레 같은 것들이 바로 여기에 해당한다. 이들은 전체 세포의 40~60%가 줄기세포로 이루어져 있어서 신체의 어느 부위가 손상되든 흉터 없이 신속하게 그 부위를 복구해낸다.

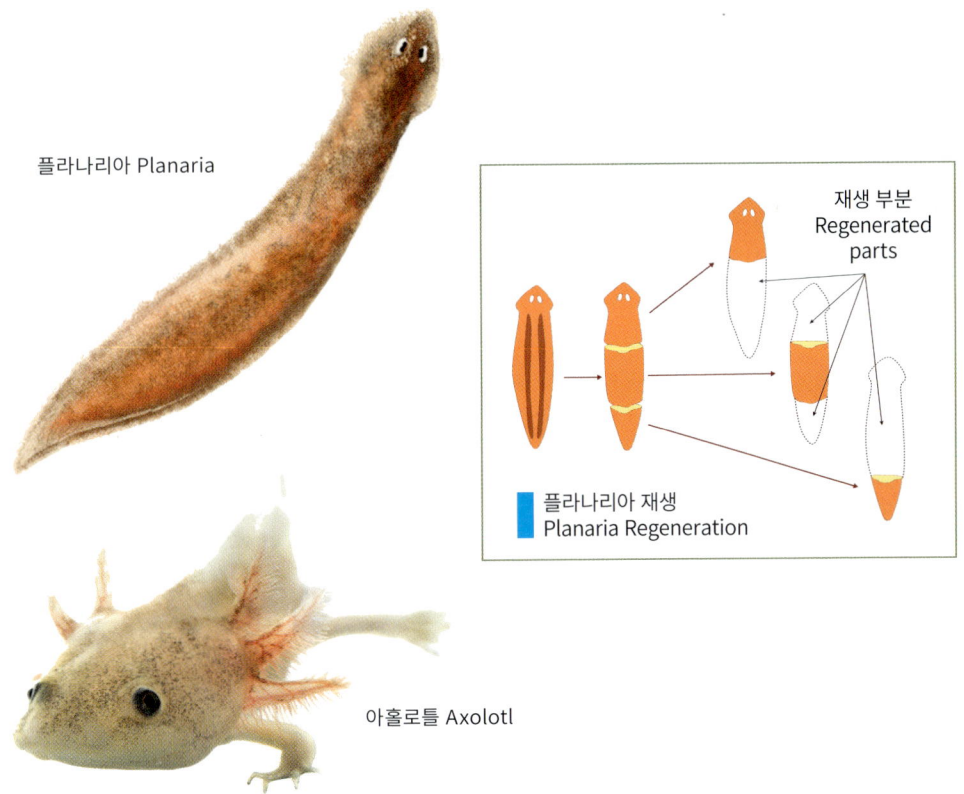

플라나리아 Planaria

재생 부분
Regenerated parts

플라나리아 재생
Planaria Regeneration

아홀로틀 Axolotl

박병순 박사의 줄기세포로 젊어지기
내 친구는 왜 젊어 보일까

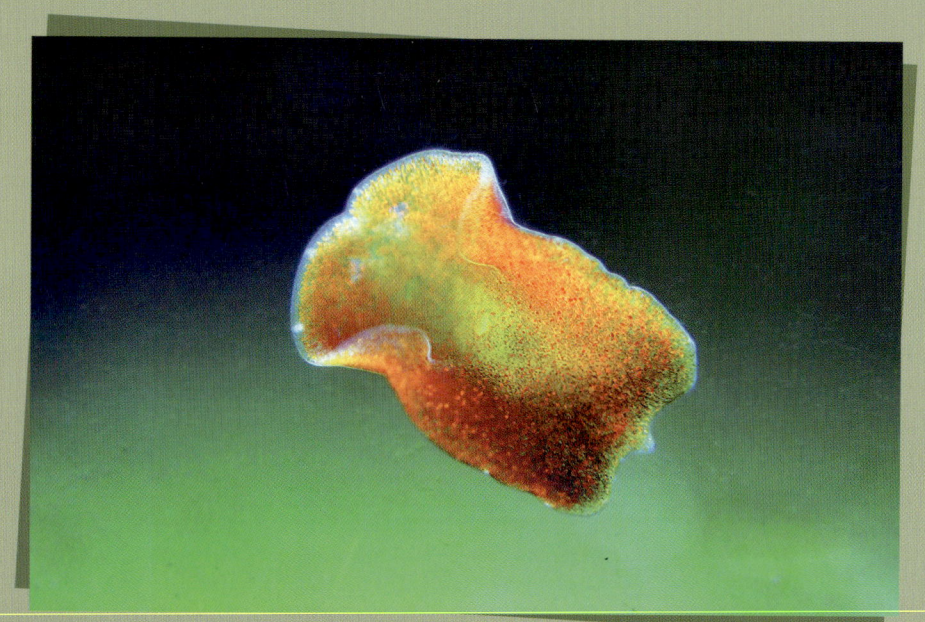

붉은 플라나리아 편형동물
Red planaria flatworms - Convolutriloba retrogemma

제1장
도마뱀의 꼬리에서 배워라

보고도 믿을 수 없는 이 생체의 신비는 영화나 애니메이션 소재로도 종종 등장한다. 2012년에 개봉한 영화 <어메이징 스파이더맨>을 기억하는가. 악당으로 등장하는 '리저드'[6]는 그 이름처럼 도마뱀의 복원능력을 지니게 된다.

전쟁에서 오른팔을 잃자 과학자인 코너스 박사는 도마뱀의 재생능력을 연구하기 시작해 마침내 도마뱀 세포를 이용하여 자신의 오른팔 재생에 성공한다. 극 중에서는 세포의 변이가 돌연변이로 일어나 팔뿐 아니라 온몸과 성격까지도 도마뱀처럼 변해 버리는 비극이 일어나지만……

이처럼 불과 20년 전만 해도 그야말로 영화에나 나올 법한 기상천외한 이야기였던 것들이 지금은 실제로 치료술로 응용되고 있다. **다쳐도 스스로 치유하고, 늙었던 사람이 다시 젊어질 수 있는 시대가 바야흐로 다가오고 있는 것이다.** 정말 놀랍지 않은가. 신의 영역에 도전하는 인간의 지식이 위대할 뿐이다. 그렇다면 그 신비로운 일을 해내는 것, 도마뱀과 플라나리아의 몸속에 들어 있는 그것, 상처 부위를 원래의 것과 똑같이 만들어내는 것은 무엇일까. 도대체 그 속에는 어떤 비밀이 숨어 있는 것일까.

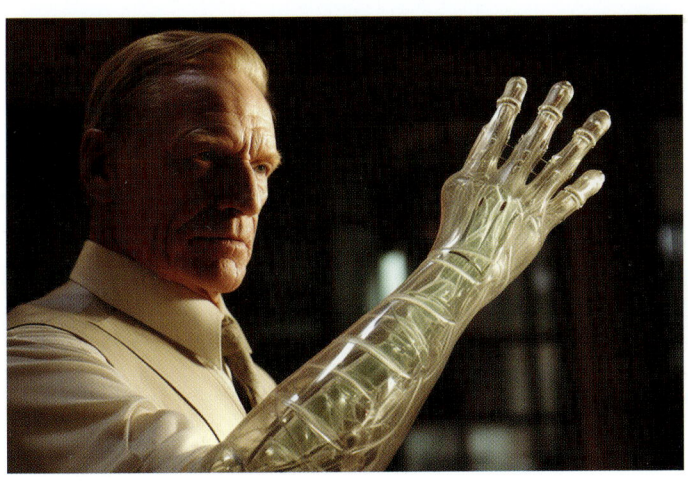

---

6) 리저드Lizard는 도마뱀, 정확히는 장지뱀류를 뜻한다.

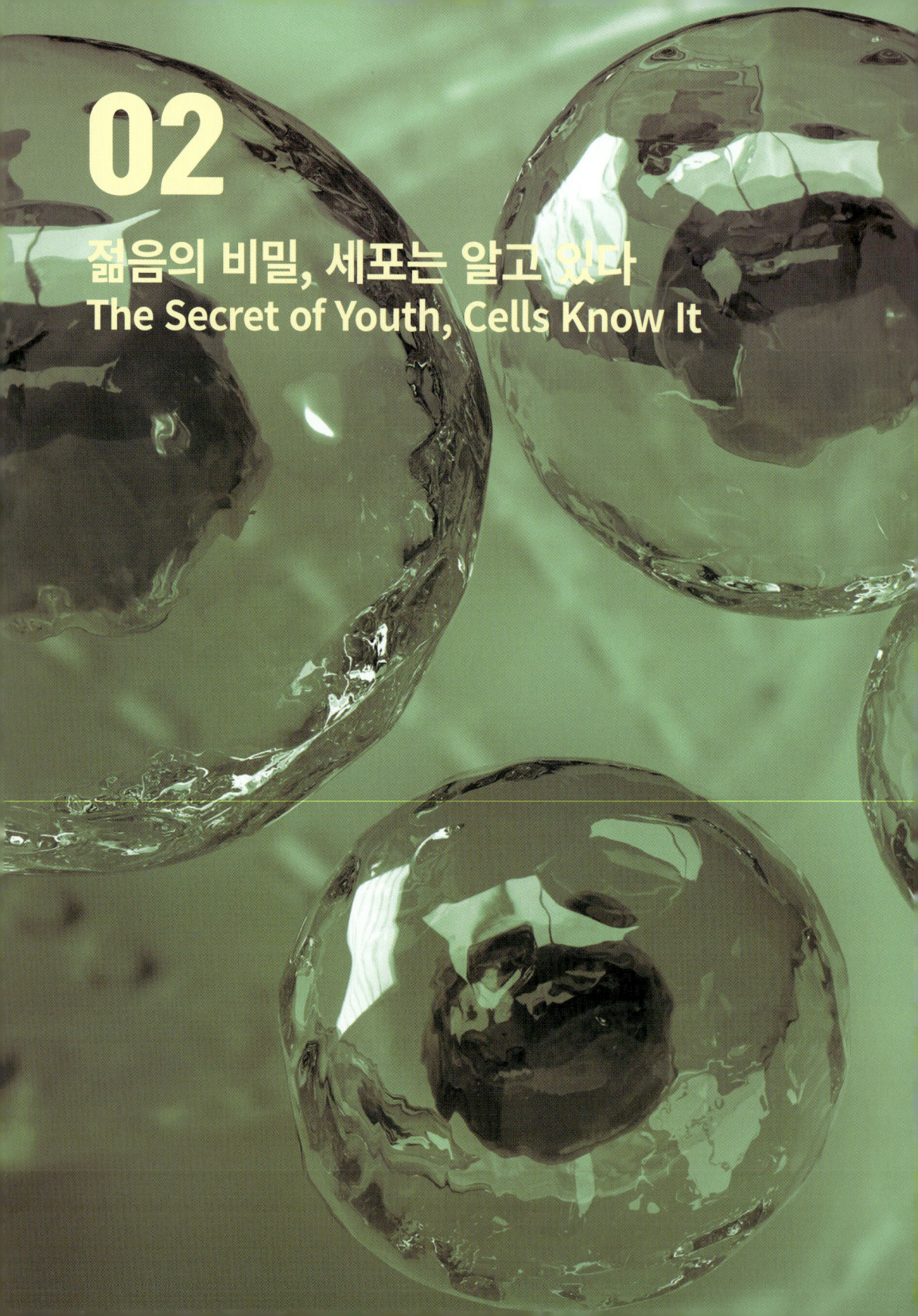

02
젊음의 비밀, 세포는 알고 있다
The Secret of Youth, Cells Know It

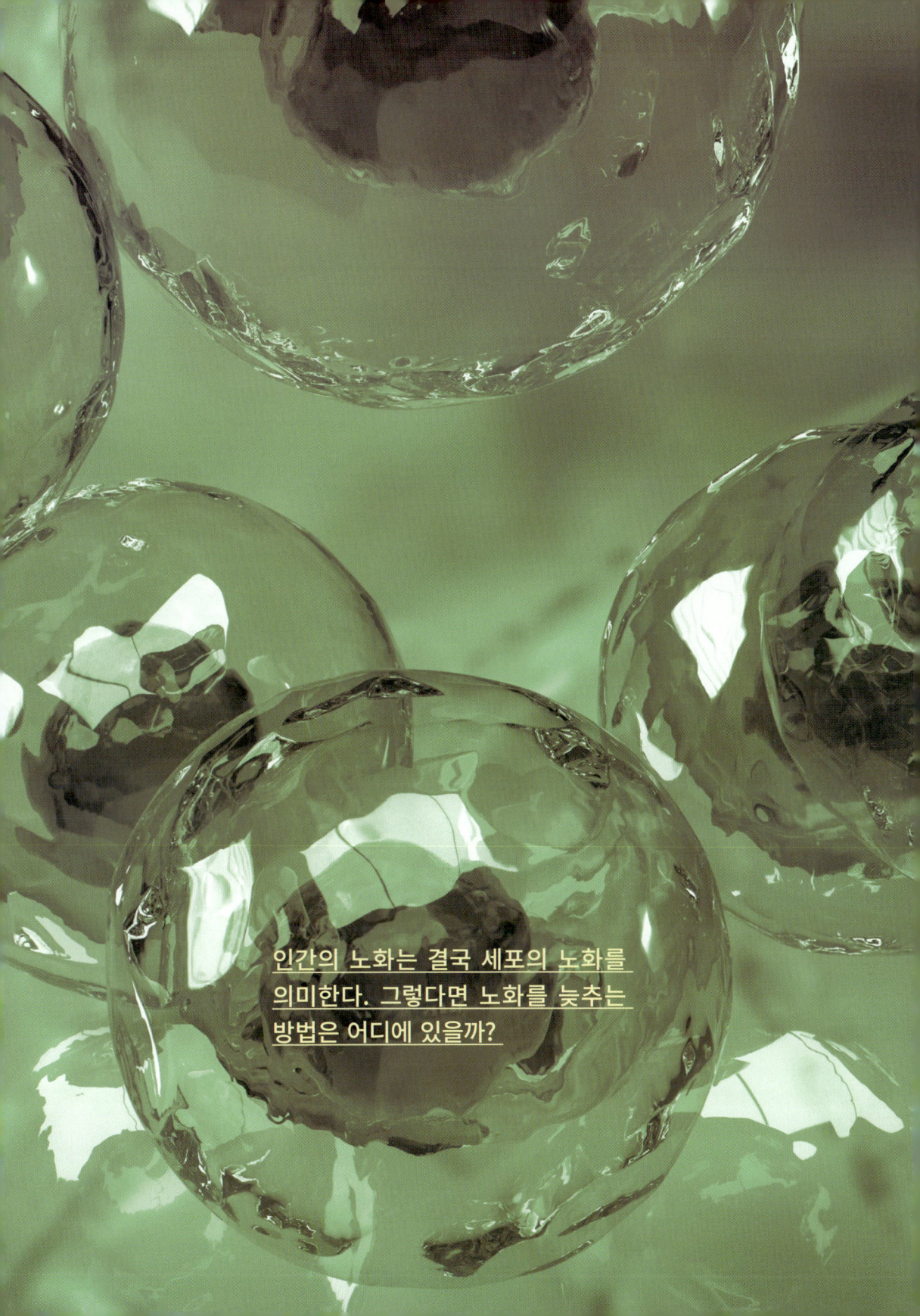

인간의 노화는 결국 세포의 노화를 의미한다. 그렇다면 노화를 늦추는 방법은 어디에 있을까?

박병순 박사의 줄기세포로 젊어지기
내 친구는 왜 젊어 보일까

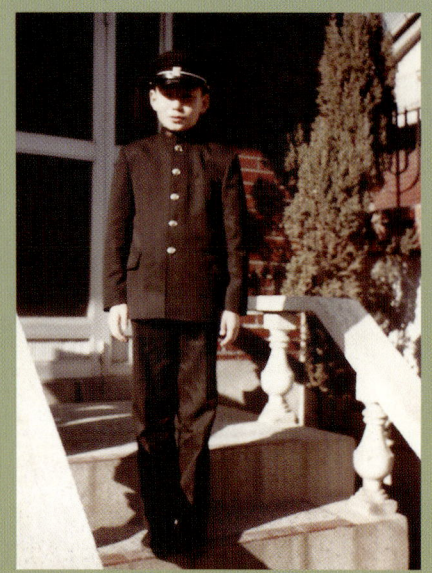

나는 일제식 검정교복의 마지막 세대다. 2학년 때 교복제도가 폐지돼 고등학생이 되어서도 사복으로 학창시절을 보냈다. (1982)

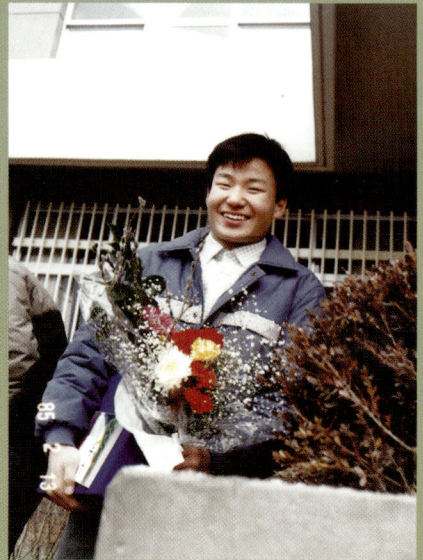

어려서부터 공부에 소질이 있었는지 중학교를 전교 1등으로 졸업했다. 상 받고 천진난만하게 웃으며 사진을 찍던 기억이 지금도 선하다. (1985)

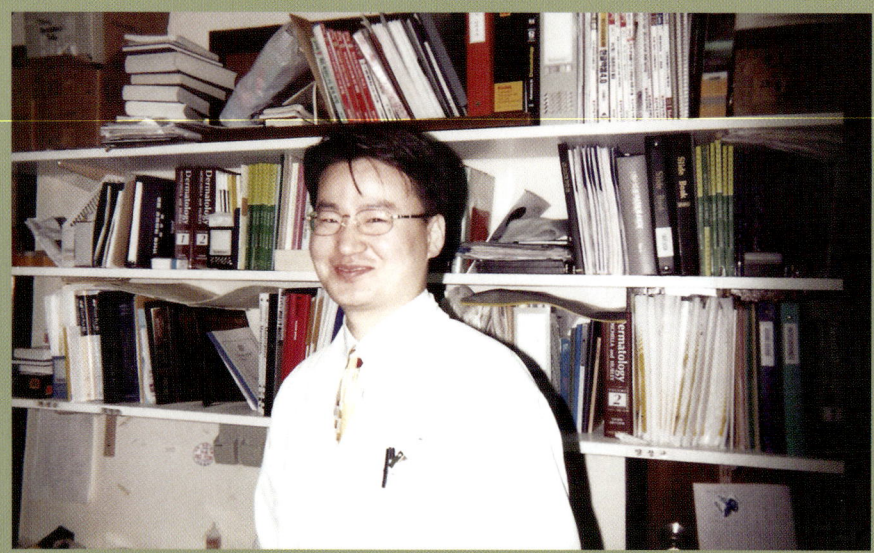

새로운 학문에 첫발을 딛고 상상의 나래를 폈던 피부과 전공의 시절 (1996)

제2장
젊음의 비밀, 세포는 알고 있다

그 비밀의 열쇠를 찾기 위해 나 역시도 무던히 노력했다. 그 이야기를 하자면 학창시절로 시간을 꽤 거슬러 올라가야 한다.

중학생 때, 재미 삼아 컴퓨터 점을 본 적이 있다.
"청수한 상이니 장래에 의사를 하면 좋고 여자를 상대하는 전공이면 더더욱 좋다."

어릴 때라 장래희망이 명확했던 건 아니지만 막연히 의사를 꿈꾸던 시절, 그 구절은 아직도 기억 속에 남아 있다. 내심 기분이 좋아서 무의식 속에 꼭꼭 묻어뒀을 수도 있다. 어찌 됐건 우연인지 필연인지 나는 현재 의사가 되어 있다.

서울대학교 의과대학을 졸업 후 전공을 정해야 했던 1994년도.
사실 서울대 의대를 최우등 급으로 졸업했으니 학창시절 내 성적은 꽤 봐줄 만했다. 그럼에도 불구하고 난 소위 말하는 주류Major 학과를 택하지 않았다.

'나음Better'보다는 '다름Different'의 길을 가보고 싶었다. 혁신을 모토로 삼는 어느 회사의 슬로건이 'Think Different'라고 한다. 'Think Better'가 아닌 'Think Different'.

그렇다. 시대가 빠르게 변화하고 의학기술이 나날이 발전하는데 환자들이라고 매일 제자리걸음이겠는가. 새로운 치료법에 대한 환자들의 욕구도 더욱 커질 것이다. 의학의 트렌드 역시 지금과는 사뭇 다르게 변화해 나갈 것이다.

나는 메이저 전공보다는 마이너 전공에서 뭔가 색다른 접근을 시도해 사람들에게 특별한 행복을 주고 싶었다. 그래서 선택한 전공이 피부과다. 내과적 외과적 치료를 모두 할 수 있는 피부과가 탐이 났다. 부모님의 지인들도 앞으로 피부과 치료기술이 매우 발전할 것이며 외국에서는 이미 최고 인기 학과로 인정받는다며 내 선택을 지지해줬다. 나 역시 뭔가 '딱딱한 것'을 만지기보다는 '따뜻하고 부드러운 것'을 만지는 것이 적성에 맞을 것 같았다. 서슴지 않고 피부과 의사가 되기로 결심했다. 피부과와 나와의 인연은 그렇게 아주 사소한 동기에서 비롯됐다.

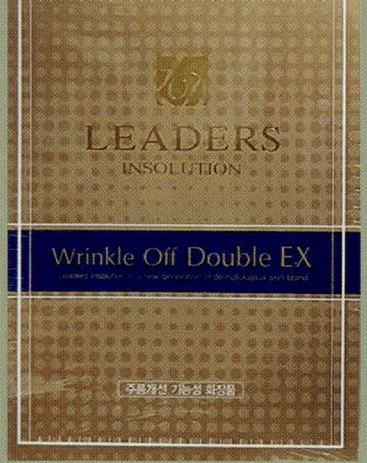

리더스 링클 오프 더블EX

7) 레지던트 2년차 때 쓴 '비타민 D의 광방어 효과'에 대한 논문이 국제과학저널에 실렸다. 그리고 8년 뒤, 홈쇼핑 대박 제품 성분의 근거자료가 되었다. (1997)

'우연'도 '필연'이라는 걸 새삼 또 느끼게 된 건 레지던트 2년 차 때다. 비타민 D의 광방어 효과[7]에 대한 논문을 쓰고 있었는데 당시 선배들은 "비타민 D는 SPF가 10 이하인데 그 정도 성분으로 무슨 실용성이 있겠느냐"며 의구심을 품었다. 그런데 그 논문이 피부과학 분야에서 가장 권위 있는 광의학 국제학술지 중 하나인 'Photodermatology, Photoimmunology & Photomedicine' 저널에 실렸다.

훗날, 이 논문이 내가 공동 창업한 '리더스코스메틱'의 대박 히트 제품에 기여하며 주름 개별 기능성 인정으로 2005년부터 10여 년간 홈쇼핑 매출 3,500억 원의 신화를 만들어 낼 줄 누가 알았겠는가.

화제의 개별인정형 기능성 원료 화장품은 '리더스 링클 오프 더블EX'로 이 앰플 제품은 출시 10주년이 될 때까지 총 3,500억 원 매출, 약 6,000만 개 판매 기록을 달성했다. 당시 언론에도 보도되며 주름 개선 기능성 화장품으로 명성을 날렸다. 레지던트 때면 뭘 제대로 알지도 못했을 시절인데 지금 생각해도 신기하기만 한 일이다. 하늘이 도왔다.

전문의 취득 후 군의관으로 복무하던 중에는 한 선배 병원에서 열린 워크숍에 참여한 적이 있다. 그때 강사분이 이런 말을 했다. "지방흡입술[8]이 없는 비만 클리닉은 단팥 없는 찐빵이다." 당시 우리나라에서는 성형외과 의사가 아닌 피부과 의사가 지방흡입술을 하는 게 생소했지만, 사실 미국에서는 피부과 의사인 제프리 클라인이 개발한 튜메슨트[9] 마취Tumescent Technique가 지방흡입술의 정설이었다.[10] 그런데도 국내에서는 이분에게서 직접 배워온 의사를 찾기가 어려웠다.

---

8) 지방흡입술이란 과도한 지방 조직을 피부 아래쪽으로 흡입하는 성형술을 말한다. 1974년 최초로 개발됐지만 종종 과다 출혈로 환자가 고통받는 단점이 있었다. 1980년대 초 유럽에서 미국으로 도입됐지만, 안정성 문제로 90년대까지는 많이 시술되지 않았다.
9) 'Tumere'라는 말은 라틴어로 땡땡하게 부어있는 상태를 뜻한다. 쉽게 말하면 생리 식염수에 마취약과 혈관 수축제가 희석되어 있어 마취약이 서서히 흡수되며 출혈도 줄여주어 국소 마취로 지방흡입이 가능하게 한 획기적인 방법으로 안전성 면에서도 획기적이다.
10) 우리나라에서는 피부과 의사가 지방흡입술을 한다는 게 낯설지만, 미국의 경우는 지방흡입술을 시행하는 성형외과와 피부과 의사의 비율이 거의 비슷하다.

그래, 원류 오리지널로부터 배워오자!

그렇게 결단하고 2002년에 미국으로 건너갔다. 사실 지금이야 여유가 좀 있고 주변머리가 생겨서 이런 일이 생기면 누군가에게 같이 가자고 하겠지만, 그땐 같이 갈 사람이 아무도 없었다. 혈혈단신으로 제프리 클라인 박사를 찾아갔다.

지방흡입술을 개발한 당사자의 수술을 지켜보기로 한 날, 수술장에서 옷을 갈아입으며 그에게 내 마음을 숨김없이 드러냈다. "당신을 대단히 존경합니다. 획기적인 아이디어로 지방흡입술의 안정성을 높인 당신이 정말 대단해 보입니다." 그랬더니 껄껄 웃으며 클라인 박사는, "과찬이에요. 하지만 이 기술은 매우 좋은 방법이니 오늘 배워서 한국에 가서 많이 활용하길 바랍니다"라며 아낌없이 응원해 주는 게 아닌가.

그가 하는 수술을 지켜보고 이론을 배워보니 기술도 기술이지만 의료인으로서의 철학이 참 배울 만했다. 지방흡입술은 생사를 오가며 촌각을 다퉈야 하는 수술법이 아니다. 생명을 다루는 치료가 아닌 만큼 미용상 치료를 함에 있어 환자에게 해를 끼치면 안 된다는 그의 신념이 가슴에 와 닿았다. 그러려면 무엇보다 치료술의 안정성이 최우선이다.

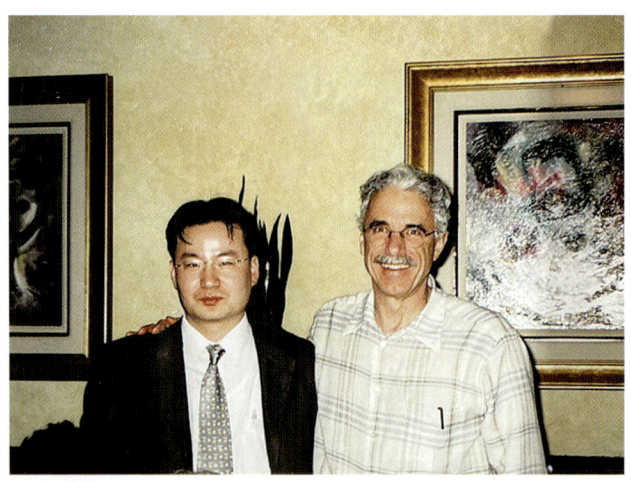

11) 1985년, 캘리포니아의 피부과 의사 제프리 클라인 박사는 튜메슨트Tumescent 마취법을 개발해 지방흡입술의 안전성을 확립했다. 튜메슨트 마취법은 국소 마취제인 '리도카인'과 혈관수축용 약품인 '에피네프린'을 섞은 혼합 약물을 사용하는 기법으로 전신마취 없이도 환자의 출혈 위험을 낮췄다.

나의 멘토 제프리 클라인 박사는 융합 과학을 통한 창의력을 몸소 보여주신 분이다.

이러한 그의 신념 속에서 개발된 것이 바로 '튜메슨트 마취법'[11]에 기반을 둔 지방흡입술이었다. 수학자, 물리학자, 약리학 연구원, 내과 의사, 피부과 의사로서의 방대한 의학적 지식을 바탕으로 한 학문적 융합을 통해 치료술을 개발해 낸 그는 나의 롤모델이 되었다.

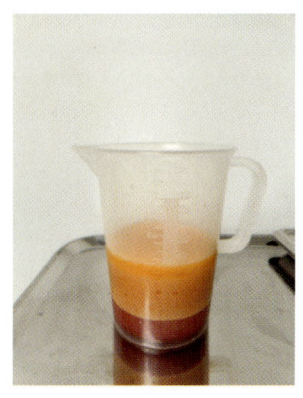

그렇게 최신 의학기술이 학회나 학술지에 소개되면 어떻게든 배워보려고 국내외 할 것 없이 동분서주 스승들을 찾아다녔다. 이런 경험들을 바탕으로 여러 시술과 수술적 치료로 환자들을 진료해 왔다. 국내에서 내로라할 만한 리더스 네트워크 의원의 지점을 다수 개원하며 꽤나 성공 가도를 달렸지만, 언제나 마음속에는 획기적인 노화 방지 치료법의 도입 및 개발에 대한 갈증이 있었다.

채취한 지방을 원심분리 하면 마취 용액과 지방세포로 분리되며, 여기서 더 정교한 추출과정을 거치면 줄기세포를 분리해 낼 수 있다.
(위) 노란색의 지방세포
(아래) 혈액 섞인 마취 용액

그러던 어느 날 내 운명을 바꿔 놓는 잊지 못할 기회가 찾아왔다. 국내 모 바이오 벤처회사에서 지방 조직을 제공해 달라고 부탁해 온 것.

사실 나도 지방흡입술로 환자들의 몸에서 빼낸 지방을 보며 연구에 활용할 방도가 없을까 고민하던 차였다. 일반인은 잘 모르겠지만 우리 몸에서 나온 지방의 색깔은 꽤나 뽀얗고 곱다.

그 지방을 그냥 폐기하기가 왠지 아깝다고 생각하던 찰나에 제안을 받은 것이었다. 2003년 당시 그 바이오 벤처회사의 부사장이었던 이OO 전 ㈜P바이오 사 대표는 이 같은 의뢰를 해오며 미국에서 발표된 '지방 속에 줄기세포가 많다'는 뉴스를 함께 상기시켜 주었다. 그때 머릿속에 번쩍 떠오른 것이 바로 '줄기세포'였다. '그렇지, 세포에 열쇠가 있을 수 있겠구나!' 우리 몸이 세포 덩어리로 이루어져 있다는 사실을 간과하고 있었던 것이다.

우리는 난자와 정자가 만난 하나의 수정란이 수많은 분화와 분열을 거쳐 태어난 존재다. 생식세포 2개가 만나 무수한 과정을 통해 세포 수가 약 3조 개가 됐을 때 우리

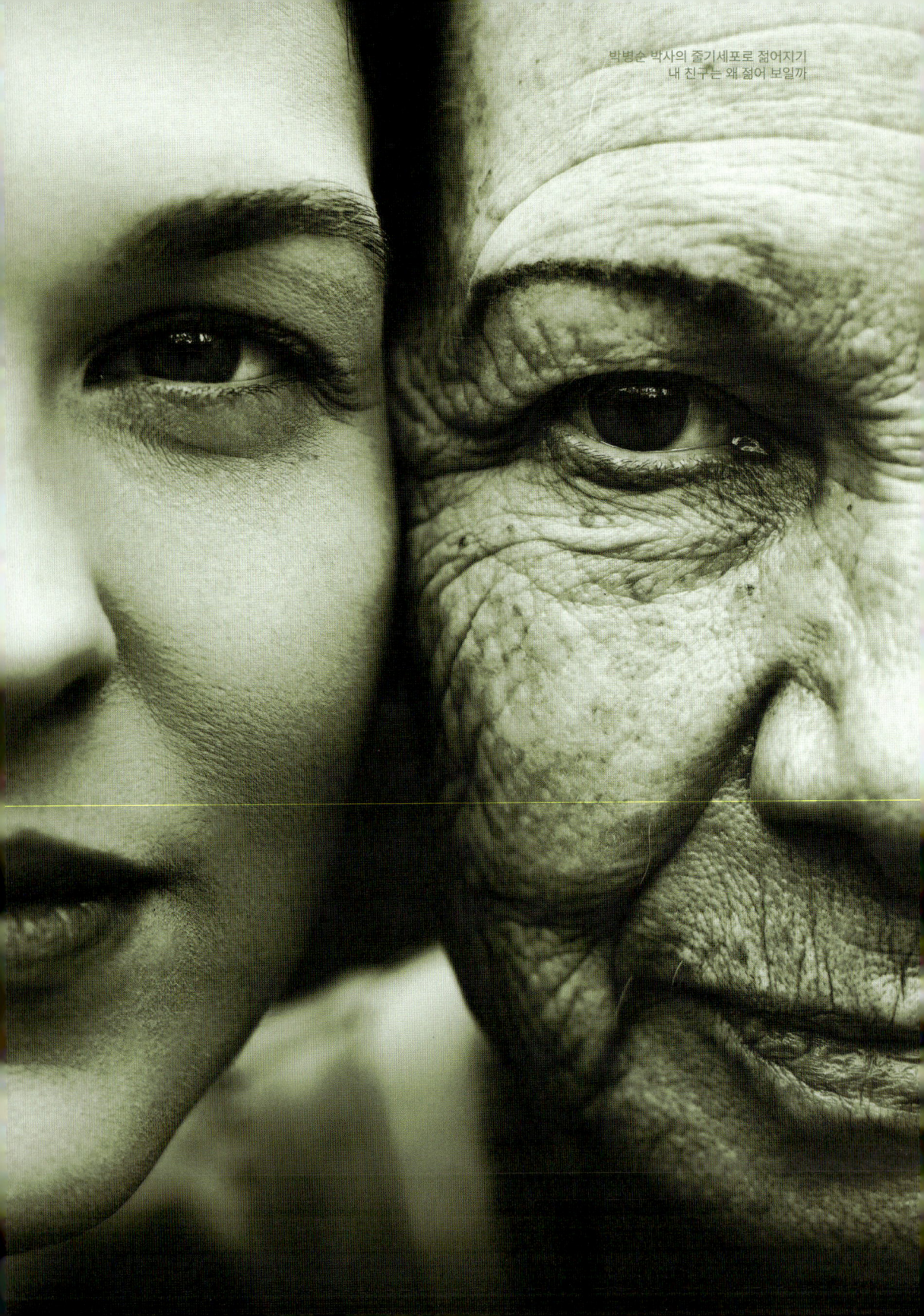

박병순 박사의 줄기세포로 젊어지기
내 친구는 왜 젊어 보일까

는 비로소 인간의 모습을 갖춘다. 그러기까지 엄마 뱃속에서 약 10개월의 시간을 보낸다. 태어날 때 3조 개였던 세포는 성인이 되면서 그 수가 점점 늘어나 최종적으로 20~40조 이상이 된다. 우리는 결국 40조 개의 세포로 이루어진 세포 덩어리인 셈이다. 그럼, 세포는 언제까지 분열과 분화를 할까.

> 화무십일홍(花無十日紅)이란 말처럼 이 세상에 영원한 것은 없듯이, 우리 몸속 세포도 왕성하게 성장하다 25년쯤 지나면 서서히 쇠퇴의 길을 걷는다. 다시 말해 스물다섯 살이 지나면 노화가 시작된다는 얘기다.

평균 수명을 80세라고 볼 때, 우리가 성장하는 시기는 고작 25년뿐이라는 게 놀랍지 않은가. 한편으론 남은 55년 동안 계속해서 늙어간다는 사실이 조금은 씁쓸하지만 말이다. 어쨌든 인간은 노화를 피할 수 없다. 하지만 노화를 늦출 방법은 있지 않을까? '인간의 노화'는 결국 '세포의 노화'를 의미한다. 그렇다면 노화를 늦추는 방법은 어디에 있을까? 그 답도 바로 '세포'에 있을 것이었다.

아하! 이렇게 하자!

세포에 대한 생각들로 머릿속이 가득 차오르자 앞으로 내가 몸담을 분야가 세포치료 연구가 될 것이란 사실이 직감적으로 와 닿았다. 지방 속 줄기세포로 젊음을 되찾는 묘안만 알아내면 되는 거였다.

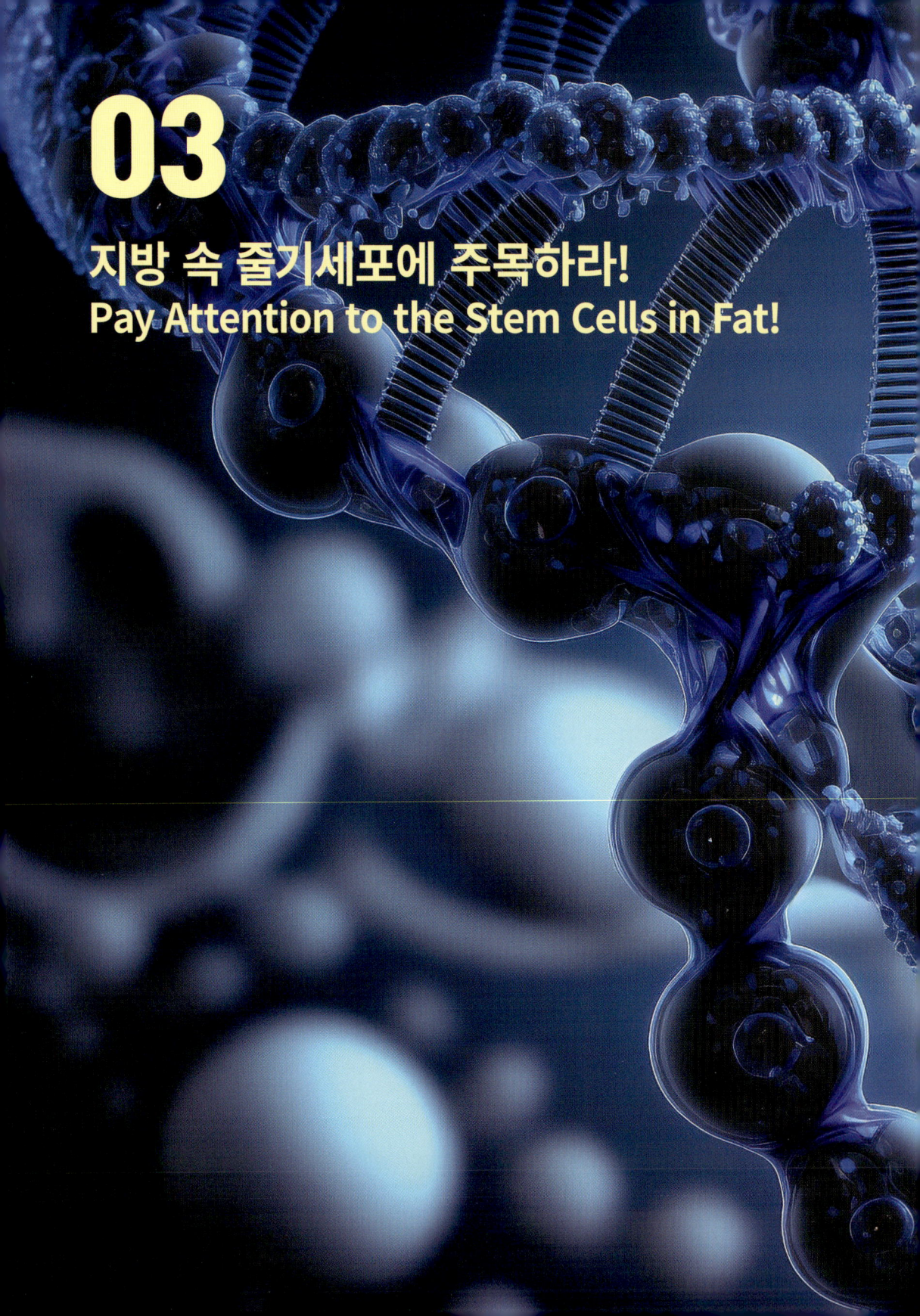

03
지방 속 줄기세포에 주목하라!
Pay Attention to the Stem Cells in Fat!

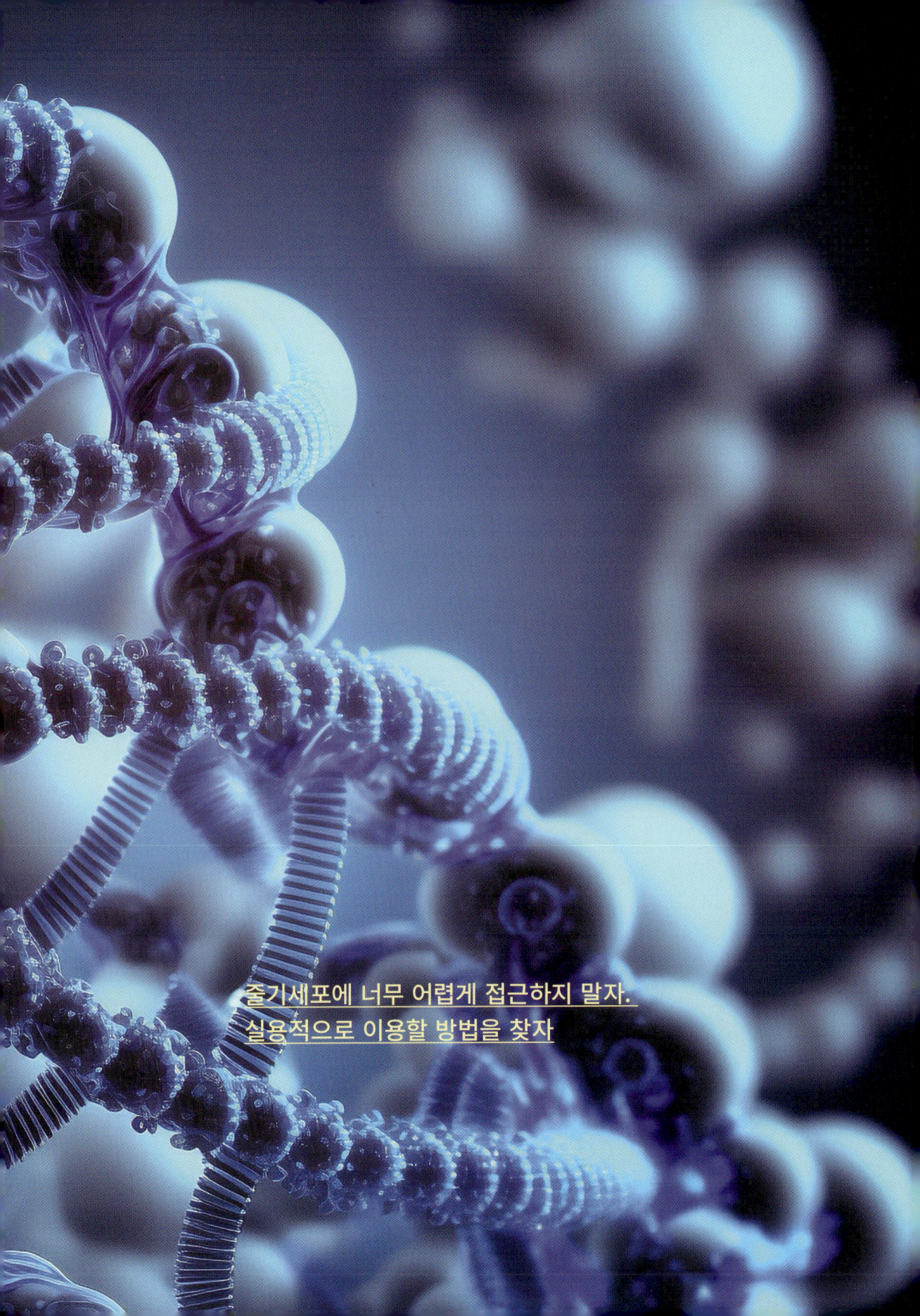

줄기세포에 너무 어렵게 접근하지 말자.
실용적으로 이용할 방법을 찾자

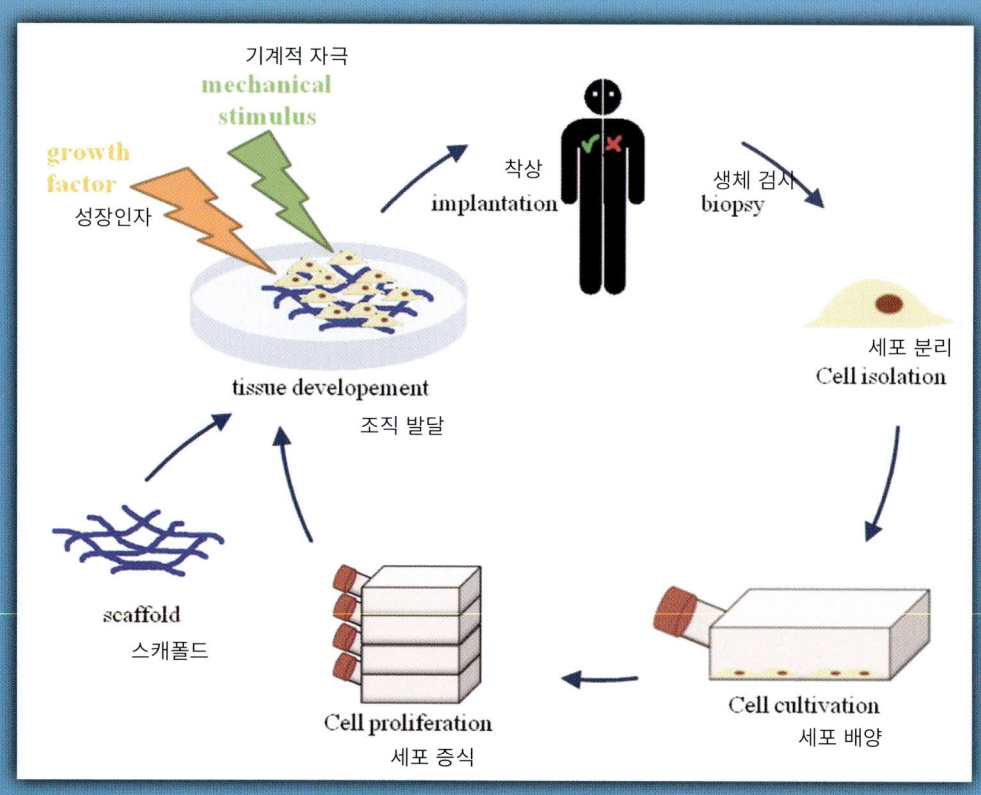

[조직공학의 원리]

제3장
지방 속 줄기세포에 주목하라

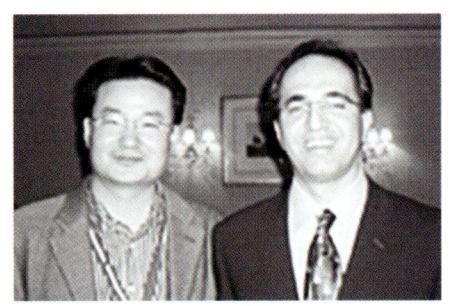

피츠버그대 연구진과 함께 (2003)

2003년에 그 제안을 받고 이듬해에 미국 지방흡입학회에 가서 '지방 속 줄기세포'를 연구하는 연구진을 만났다.

그래, 일단 부딪치고 보자. 그들이 어떻게 연구하고 있는지, 수많은 세포 중 왜 하필 줄기세포인지, 줄기세포를 연구할 때는 무엇을 조심해야 하는지 등등 앞서 있는 그들의 의술에 대해 배워보자.

연구진을 만났을 때 묻고 싶은 것들이 너무도 많았다. 그런데 학술 강의장에서는 궁금증을 해소하는 데 한계가 있었다. 그러던 중 저녁에 열리는 칵테일 파티가 기회가 됐다. 우리에겐 다소 어색한 스탠딩 파티 문화가 낯선 이들과 친해지기엔 그만이라는 걸 그때 깨달았다. 걷다가 우연히 만난 것처럼 너무도 자연스럽게 피츠버그 대학교 연구진과 조우했다. 뜻이 있는 곳에 길이 있다더니, 예상외로 그들은 내게 매우 호의적이었다. 그러면서 한 가지 학문에 대해 알려 주었는데, 그것이 바로 '조직공학'이었다.

조직공학이란, 1980년 미국 매사추세츠공과대학MIT 연구팀이 화상 환자를 위한 인공피부를 만들면서 인정받은 학문인데 사실 2003년 4월 인간 게놈 지도와 체세포 복제 등의 연구가 나오면서 그때 막 언급되기 시작한 신생 학문이었다. 막연하게만 알고 있던 조직공학의 개념을 그들을 만나 완벽히 이해할 수 있었다.

박병순 박사의 줄기세포로 젊어지기
내 친구는 왜 젊어 보일까

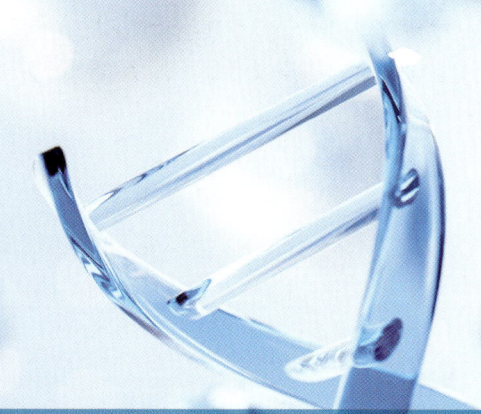

조직을 만들려면 3가지 조건이 충족돼야 하는데 그중 첫 번째가 줄기세포이고, 그 줄기세포로 향후 만들 인체조직 모양의 틀인 거푸집, 그리고 줄기세포를 활성화할 자극원이 있어야 한다는 것! 그들은 이것을 일명 '조직공학의 3대 요소'라 일컬었다.

그리고 여러 종류의 중간엽 줄기세포 중에서도 특히 지방 속 줄기세포가 최고의 성능을 지녔다고 생각한다며 그걸로 원하는 신체조직을 만들어 낼 수 있다고 설명했다.

제3장
지방 속 줄기세포에 주목하라

자, 그럼 여기서 정리를 해보자.

==지방 속에는 줄기세포가 많다는 연구결과==
==줄기세포로 원하는 신체조직을 만들 수 있다는 말==
==나는 피부과 지방흡입술을 통해 많은 지방을 얻을 수 있다.==

결론은?

내가 줄기세포로 어떤 신체조직을 만들 것인지 정하면 나도 신체조직을 만들 수 있다!

노화 방지 치료에 기여할 수 있다!

나만 부지런하면 다 풀릴 것 같았다. 특별히 문제 될 게 없어 보였다. 연구를 게을리할 수가 없었다. 줄기세포 관련 학회라면 언제 어디든 달려갔다.

조직공학의 개념을 알고 난 그 이듬해에 피부과학회 서울 지부 회의에서 강연자로 초청받은 도쿄대 요시무라 고타로(吉村浩太郎) 교수를 만났다. 사실 그렇게 대단한 분이 이렇게 작은 학회에 강연하러 오셨다는 사실이 지금 생각해도 참 신기하다.

그는 줄기세포를 넣어 지방 이식을 하면 생착률이 높아진다고 발표한 바 있는 저명한 교수였다. 학회 발표는 매우 상세했고 적용 사례도 매우 실용적이었다. 줄기세포가 자극을 받으려면 염증 허혈 상태여야 한다는 개념도 알게 됐다.

강의가 끝나고 그를 그냥 보낼 순 없었다. 강의장 밖까지 쫓아 나가 요시무라 고타로 교수를 가까스로 만났다. 그는 매우 쿨했고 영어도 유창했다. 내 연구 배경을 설명하며 질문하니 자신의 세포 활용 경험담을 얘기해 주는데, 그의 얘기를 들으면 들을수록 내 머릿속에는 오직 한 가지 생각만 남는 게 아닌가.

**'줄기세포에 너무 어렵게 접근하지 말자.
실용적으로 이용할 방법을 찾자.'**

04
줄기세포란 무엇인가
What are Stem Cells?

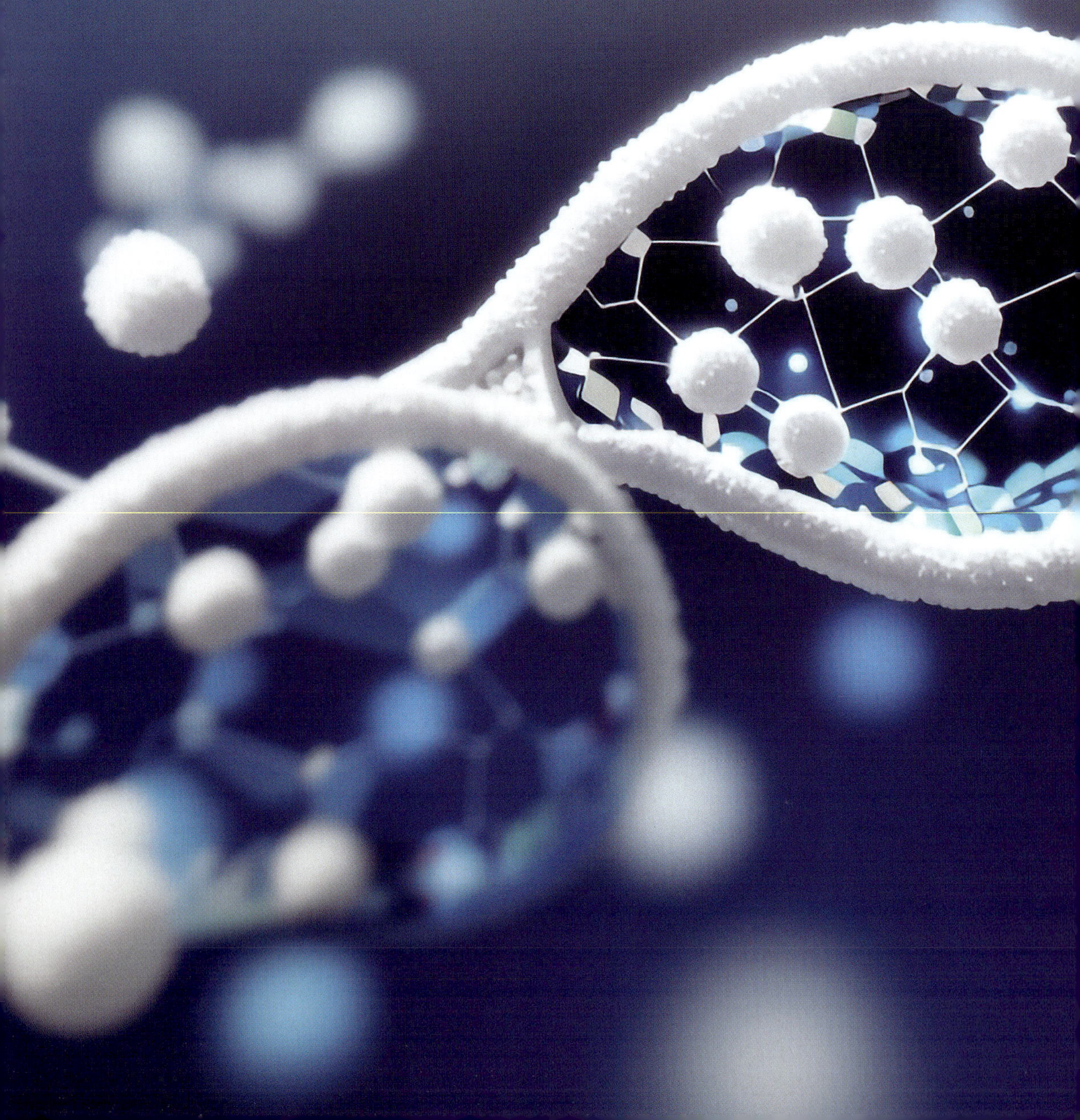

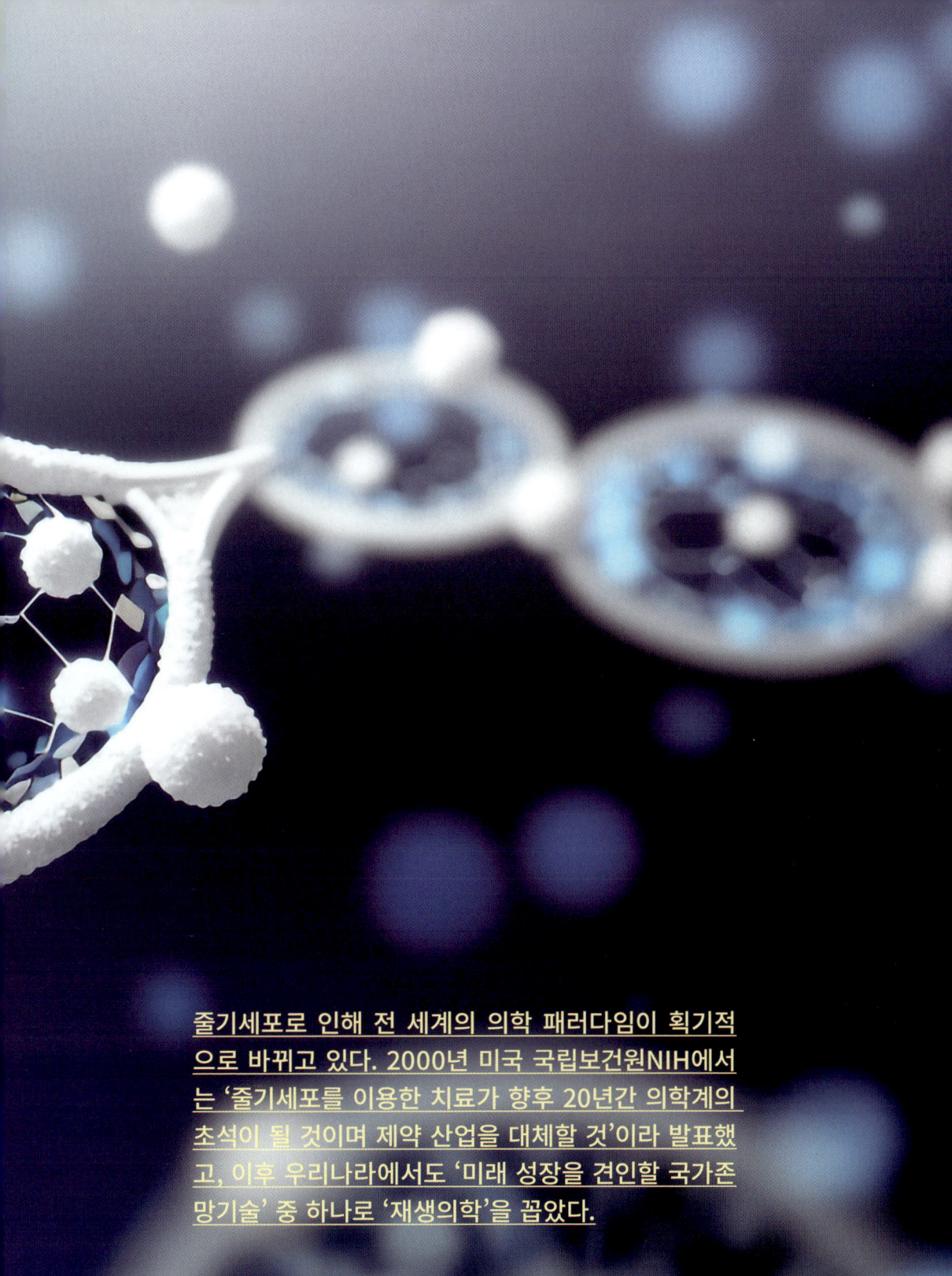

줄기세포로 인해 전 세계의 의학 패러다임이 획기적으로 바뀌고 있다. 2000년 미국 국립보건원NIH에서는 '줄기세포를 이용한 치료가 향후 20년간 의학계의 초석이 될 것이며 제약 산업을 대체할 것'이라 발표했고, 이후 우리나라에서도 '미래 성장을 견인할 국가존망기술' 중 하나로 '재생의학'을 꼽았다.

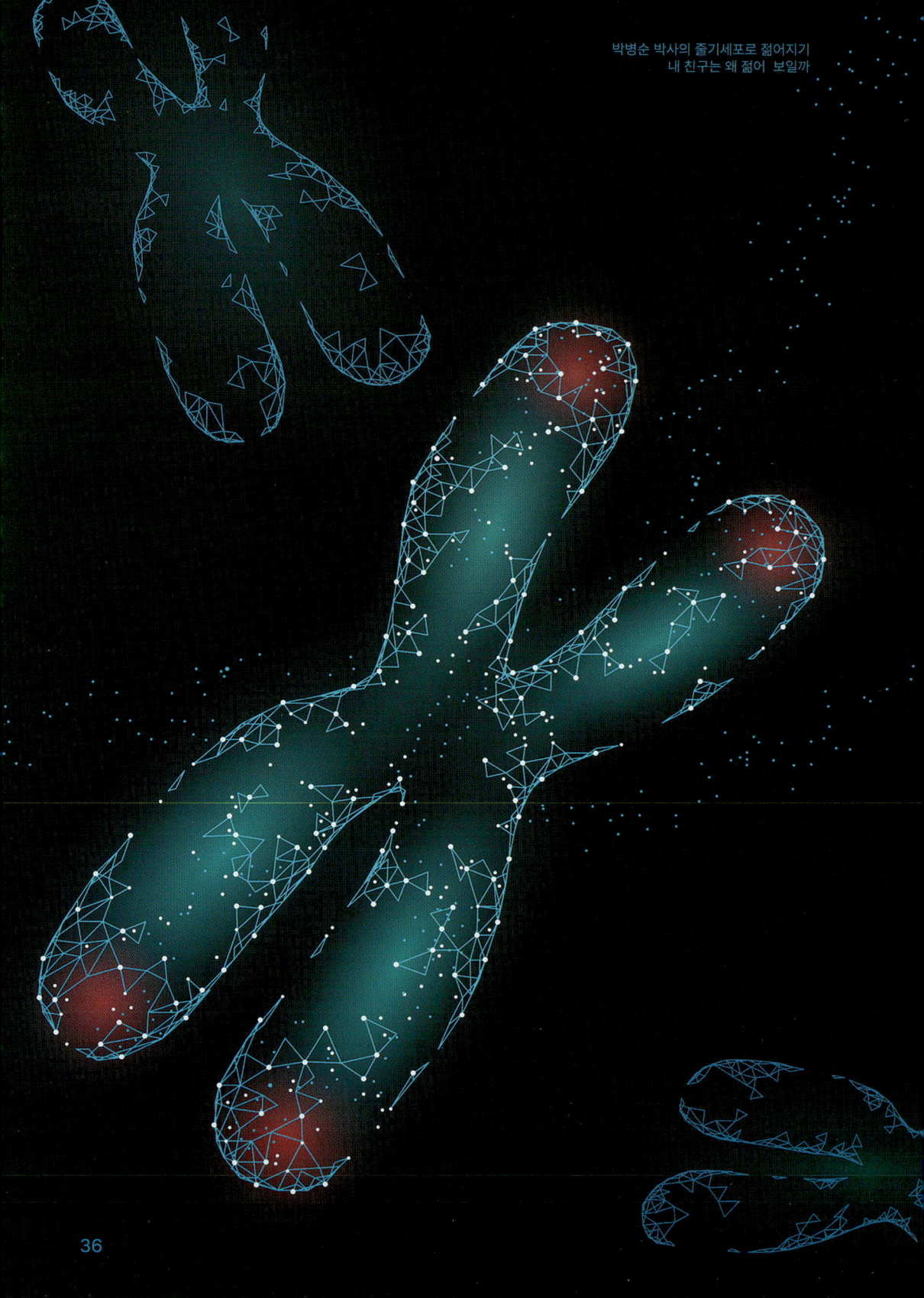

박병순 박사의 줄기세포로 젊어지기
내 친구는 왜 젊어 보일까

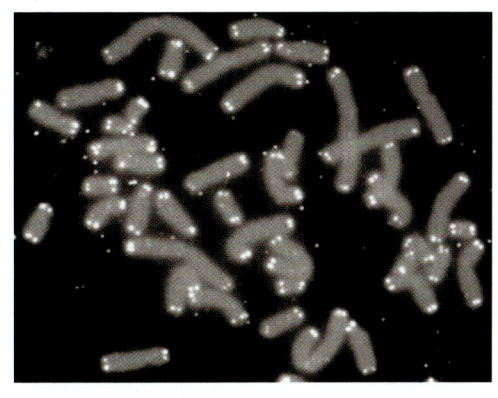

인간 염색체(회색)
끝 부분을 덮고 있는 텔로미어(흰색)

2009년 의학계뿐 아니라 우리 모두를 놀라게 한 역사적인 사건이 있었다. 혹시 기억하는가. 중국의 진시황제가 그토록 찾아다닌 불로초! 그 불로장생의 비밀이 밝혀진 것이다. 어떤 음식이나 약을 먹는다고 될 일이 아니었다. 그 비밀은 우리 몸속에 있으니까.

'텔로미어'라는 말을 들어본 적 있는가?

텔로미어란, 개개인의 DNA를 담고 있는 염색체 양 끝에 존재하는 작은 조각이다. 마치 우리가 다리 끝 양발에 양말을 신고 있듯이 그렇게 생겼다고 알려져 있다. 나이를 먹고 노화가 진행됨에 따라 세포분열이 일어나는데 이때 이 텔로미어도 점점 짧아진다. 텔로미어만 길게 유지할 수 있다면 노화를 늦추거나 심지어는 멈추게도 할 수 있다. 미국 샌프란시스코대 엘리자베스 블랙번 교수 등은 이 텔로미어를 발견하고 노화의 메커니즘을 규명해 노벨 생리학상을 수상했다. 그렇다면 어떻게 텔로미어를 길게 유지할 수 있을까?

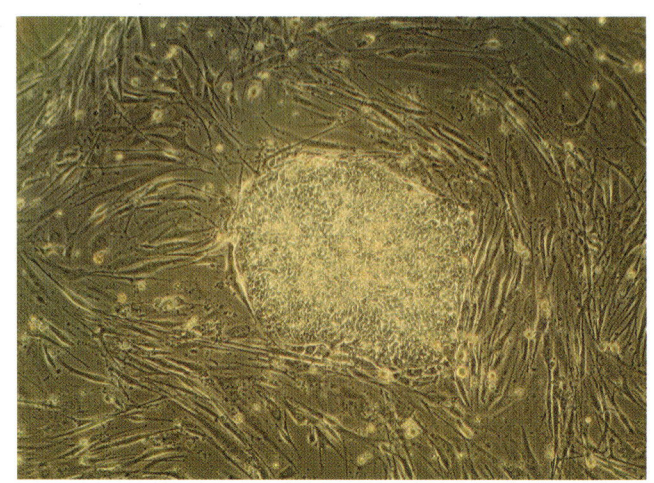

인간의 배아줄기 세포

짧아진 텔로미어를 고치는 효소인 '텔로머레이즈'를 많이 만들면 된다. 이 텔로머레이즈는 생식세포나 줄기세포에서 나온다고 알려져 있는데, 최근 텔로머레이즈를 이용한 노화 방지 치료, 암 치료 연구가 활발하게 진행되고 있다.

자, 그럼 텔로미어가 활발한 줄기세포란 과연 무엇일까?

아니, 그에 앞서 먼저 줄기세포 하면 무엇이 떠오르는가. 황우석 박사 사건, 복제 양 돌리, 복제인간, 배아줄기세포, 난치병 치료, 세포치료 등 들은 건 많은데 머릿속에 남는 건 없다. 복잡한 과학용어들뿐이다. 하지만 어렵게 생각할 것 하나 없다.

줄기세포란, 우리 몸을 구성하는 모든 세포를 만들 수 있는 만능 세포라고 보면 된다. 심장, 뇌, 간, 뼈, 혈액, 피부 등 우리 몸속 세포를 만드는 어미 세포인 격이다. 줄기세포는 배아줄기세포와 성체줄기세포로 나눌 수 있는데, 제일 처음 생긴 줄기세포를 배아줄기세포라고 보면 가장 간단하다. 즉 난자와 정자가 만나 수정란이 되어 하나의 세포가 됐을 때부터를 배아줄기세포라고 할 수 있겠다. 따라서 이 배아줄기세포를 얻으려면 수정란, 즉 배아를 파괴해야 하기에 늘 윤리적인 문제가 제기된다.

제4장
줄기세포란 무엇인가?

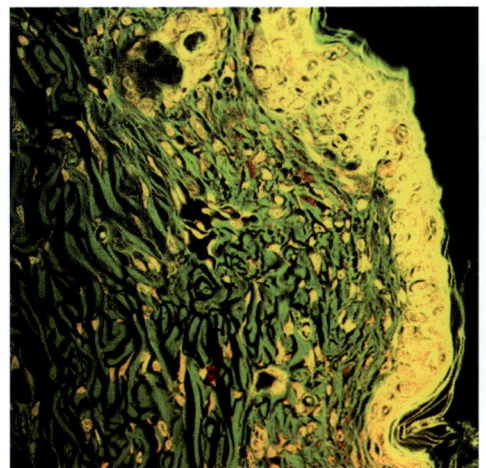
줄기세포 생착이 저조할 때

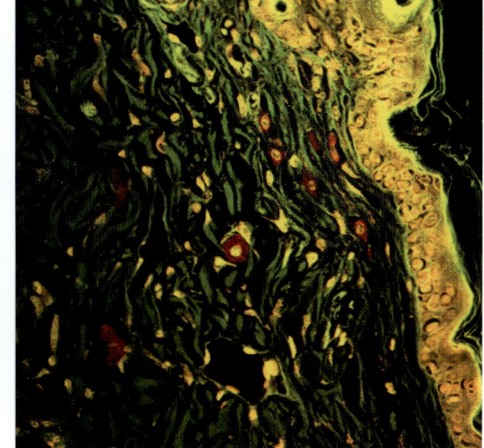
줄기세포 생착이 많을 때

수정란은 생명일까 아닐까. 수정란 파괴는 어떤 의미가 있는 것일까. 인간이 과학을 위해 이러한 행동을 해도 되는 것일까. 의사를 하다 보면 가끔 철학자가 될 때가 있다. 어쨌든……

배아줄기세포는 무수한 분열과 분화를 통해 각 인체조직을 만든다. 그리고 태어날 때 우리의 모든 장기에 아주 조금이지만 줄기세포가 남는데, 이를 성체줄기세포라고 한다. 이처럼 성체줄기세포는 우리의 모든 장기나 조직에 존재하는데 특히 태반, 제대혈, 골수, 지방에 많다. 성체줄기세포의 잠재력은 배아줄기세포만큼 만능은 아니지만 제법 다양한 세포로 분화할 수 있다.

적절히 배양하면 신경세포, 뼈세포, 연골세포, 혈관내피세포 등으로 변신이 가능하다는 거다. 그뿐만 아니라 한번 채취하면 필요한 만큼 늘릴 수 있고, 무엇보다 성체줄기세포로 치료를 하면 자신의 세포를 이용한 것이기에 거부반응이나 부작용이 거의 없는 게 큰 특징이다. 그리고 줄기세포는 매우 똑똑해서 우리 몸속을 돌아다니다가 어딘가 문제가 있으면 그 부위에 머물러 뚝딱뚝딱 재생을 시킨다. 이러한 줄기세포의 귀소본능 역시 의사들이 줄기세포 치료제에 관심을 두는 이유 중 하나다.

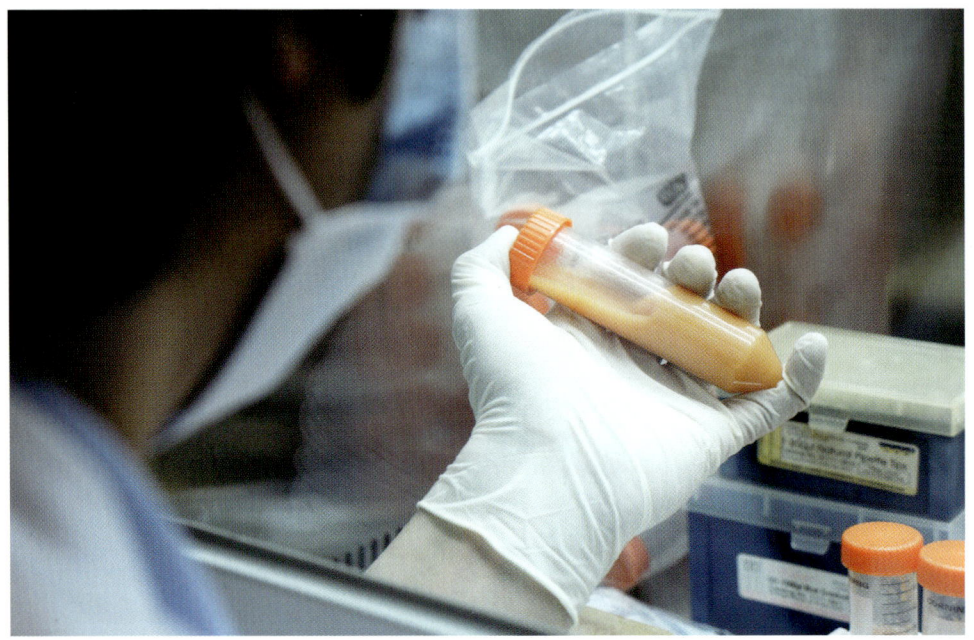

그래서 줄기세포를 '재생의학의 꽃'이라고 하는 것이다.

자, 줄기세포에 대해 어느 정도 이해했다. 신체의 어떤 기관으로도 변신이 가능하다는 얘기까지 끝냈다. 아, 그런데 변신! 앞서 살펴본 도마뱀, 플라나리아 등 소위 변신하는 동물들을 기억하는가. 우리 인간과 이들의 줄기세포는 서로 다른 것일까. 왜 그들은 변신이 가능하고, 우리는 변신하지 못하는 것일까.

그 이유는 우리 몸속 줄기세포의 비율에 있다.

인간의 줄기세포는 전체 40조 개의 세포 중 오직 1% 미만에 불과하다. 워낙 희소하기에 그 복구능력이 두드러지지 않는 것이다. 하지만 우리와 비교할 수 없는 탁월한 재생능력을 보유한 플라나리아의 경우 몸속 세포의 15~20% 정도, 그러니까 1/5 가량이 줄기세포다. 플라나리아의 줄기세포 비율은 인간보다 20배 가까이 높다. 그 덕에 플라나리아는 자기 몸의 1/100 조각만 남아 있어도 원래대로 복구가 가능한 것이다.

하지만 줄기세포가 적다고 낙담할 필요는 없다. 영특한 인간은 그 적은 줄기세포를 갖고도 복원해 내는 기술을 만들어냈으니까. 지금까지는 팔, 다리가 잘리면 의수나 의족을 끼워 대체했지만, 줄기세포의 발견으로 내 신체 기관을 다시 만들 수 있게 되고 있다. 지난 2011년 스웨덴 카롤린스카연구소는 기관지암 환자에게 자신의 줄기세포를 이용해 배양한 기관지를 이식하는 데 성공했다.

다공성 섬유질 플라스틱으로 만든 기관지 모양의 지지체(세포를 분화시키는 틀)에 환자의 골수에서 추출한 줄기세포를 심고 배양했더니 원래 기관지 형태로 자라났다. 미국 웨이크포리스트 대학에서도 방광 환자의 방광벽에서 미분화된 세포를 채취해 7주간 배양시켜 만든 인공 방광을 만들었다. 환자에게 이 방광을 이식하니 방광의 탄력이 3배나 증가해 소변이 새지 않았다고 한다.[12]

줄기세포로 인해 전 세계의 의학 패러다임이 획기적으로 바뀌고 있다. 2000년 미국 국립보건원NIH에서는 '줄기세포를 이용한 치료가 향후 20년간 의학계의 초석이 될 것이며 제약 산업을 대체할 것'이라 발표했고, 이후 우리나라에서도 '미래 성장을 견인할 국가존망기술' 중 하나로 '재생의학'을 꼽았다.

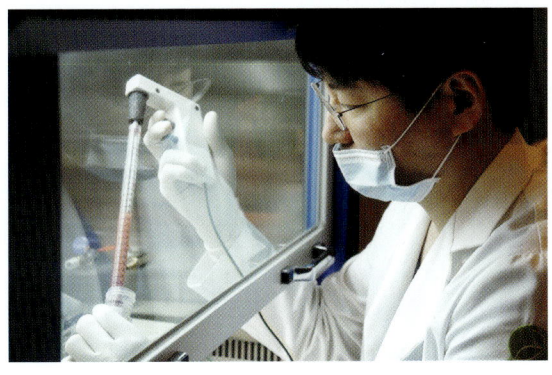

---

12) "Early-Phase Clinical Trials of Bio-Artificial Organ Technology: A Systematic Review of Ethical Issues" https://www.frontierspartnerships.org/articles/10.3389/ti.2022.10751/full

05

줄기세포의 허락을 받기까지
The Journey to Gain Permission from Stem Cells

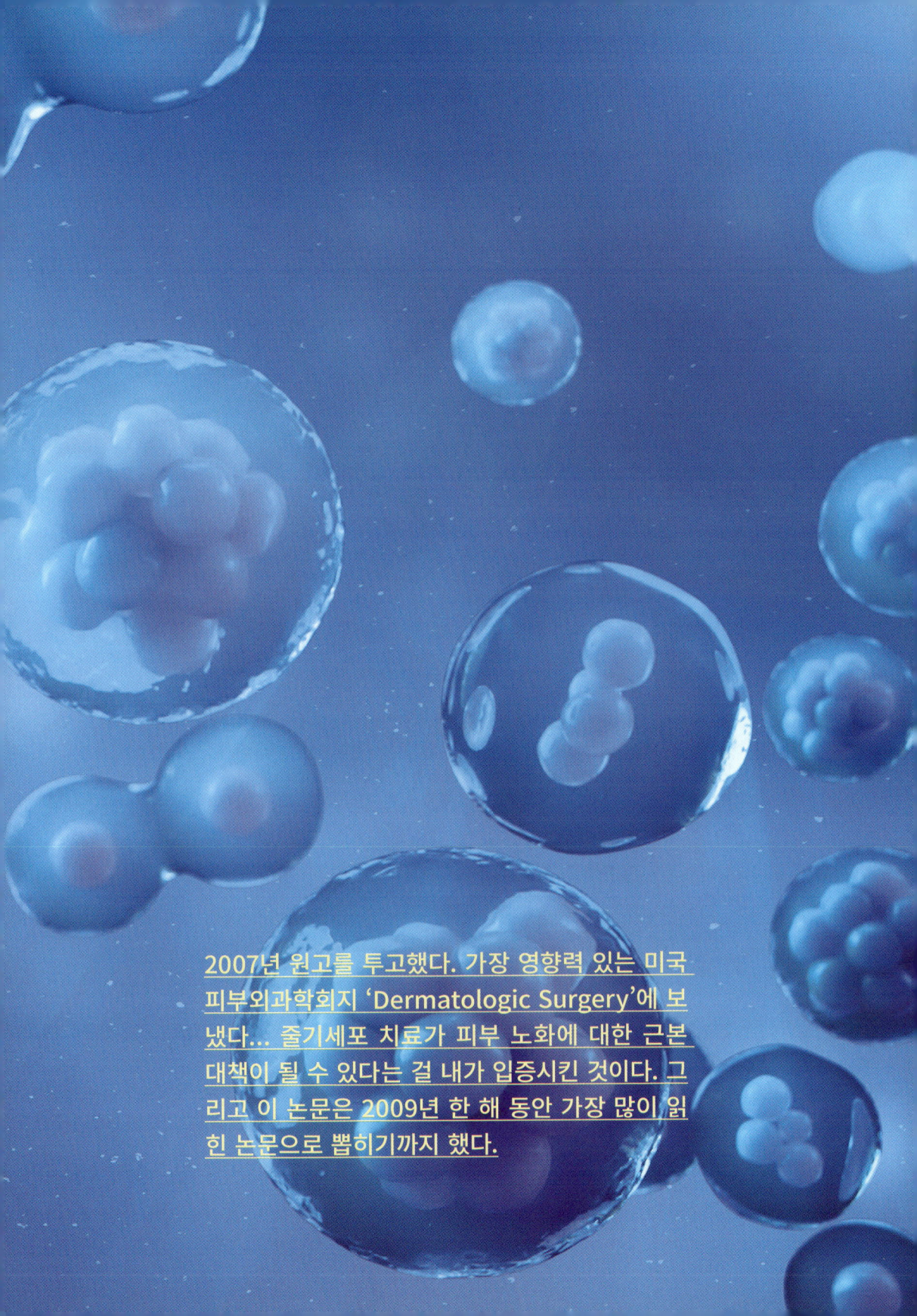

2007년 원고를 투고했다. 가장 영향력 있는 미국 피부외과학회지 'Dermatologic Surgery'에 보냈다… 줄기세포 치료가 피부 노화에 대한 근본 대책이 될 수 있다는 걸 내가 입증시킨 것이다. 그리고 이 논문은 2009년 한 해 동안 가장 많이 읽힌 논문으로 뽑히기까지 했다.

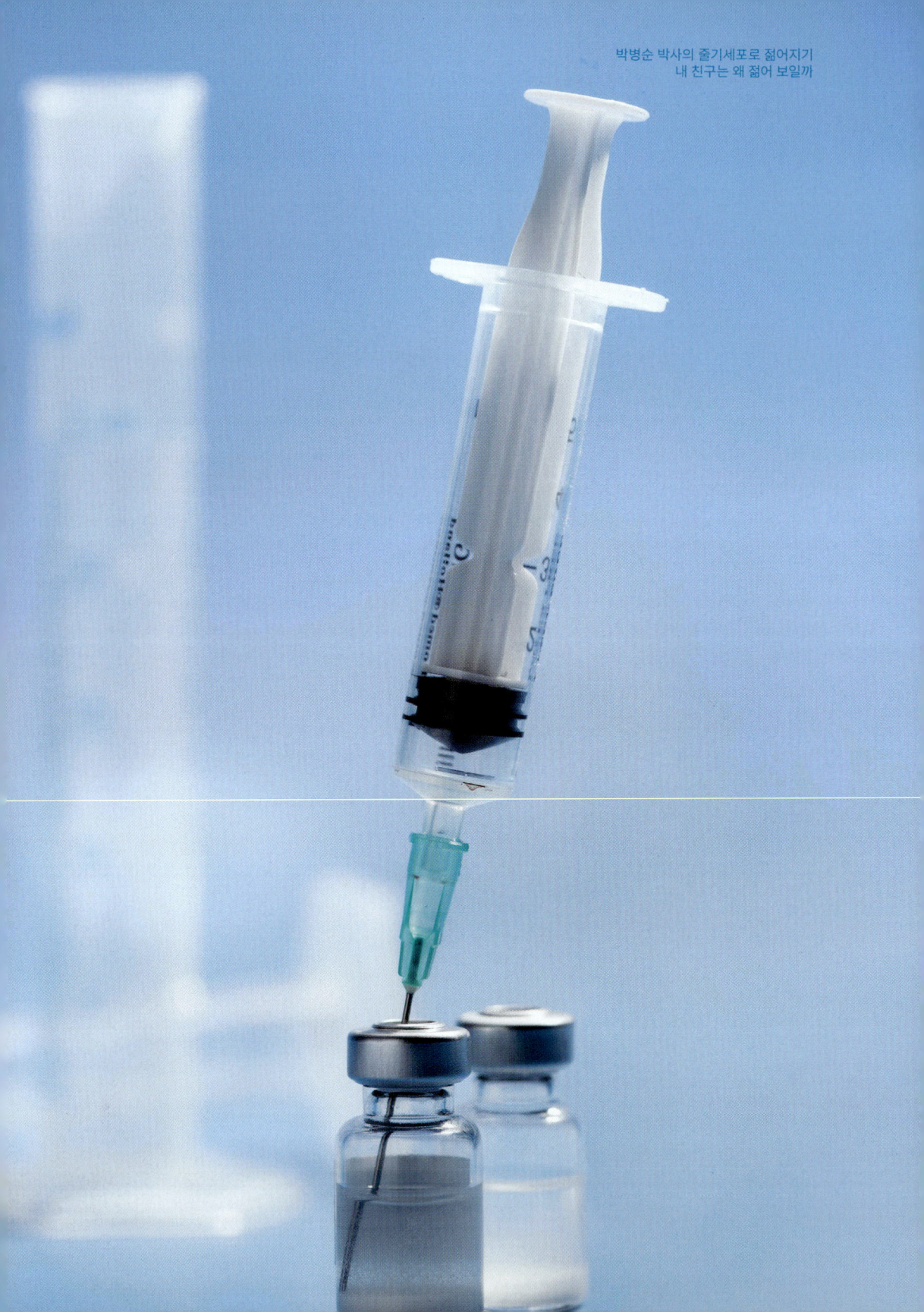

박병순 박사의 줄기세포로 젊어지기
내 친구는 왜 젊어 보일까

초기의 줄기세포 연구는 주로 골수를 통해 많이 이루어졌다. 하지만 요즘은 골수에서 추출한 줄기세포보다는 지방에서 추출한 줄기세포로 점차 바뀌는 추세다. 이유는 골수보다 지방에서 줄기세포를 추출하는 것이 더 손쉬울 뿐 아니라, 줄기세포 밀도도 골수에 비해 지방이 40~1,000배 정도 높기 때문이다.

나 역시 지난 20여 년 동안 지방흡입술로 얻은 지방 속 줄기세포로 수많은 연구를 해왔다. 줄기세포를 만지면 만질수록 뭔가 똘똘한 면이 느껴졌다. 보통 피부의 섬유아세포와 비교했을 때 줄기세포는 배양 속도가 빠르지만, 그렇다고 암세포처럼 이상한 점은 없다. 평소엔 조용히 있다가 우리 몸 어딘가에 문제가 발생하면 출동하는 줄기세포를 보면 마치 구원의 시그널을 기다리고 있다가 기지개를 켜는 것 같아 그 모습이 참 매력적이다.

피부과 의사로서 줄기세포를 어떻게 활용할 수 있을지 고민 끝에 처음 생각해 낸 건 피부 노화 치료였다. 환자의 지방층에서 줄기세포를 추출하여 정제한 후, 피부 속에 넣어 노화된 피부를 재생하고 회복시키는 치료.

정말 획기적이지 않은가! 그럼, 피부 노화중에서도 어떤 걸 치료해볼까. 역시 가장 눈에 띄는 건 주름이다.

그래, 줄기세포로 주름을 치료해보자!

줄기세포가 주름 치료에 정말 효과적일지 나도 궁금했다. 실험을 해보기 전엔 알 수 없는 노릇이었다. 줄기세포를 주입하면 도마뱀의 꼬리가 되살아나듯 얼굴의 주름이 쫙 펴질 수 있을지 실험하는 내내 설레어 잠도 잘 못 잤다. 연구는 얼굴에 주름이 깊게 팬 45세 C 씨를 대상으로 진행됐다. 환자의 지방을 흡입해 그 속에서 줄기세포를 추출하고 정제한 용액을 석 달여 동안 2주 간격으로 2회씩 주입했다.

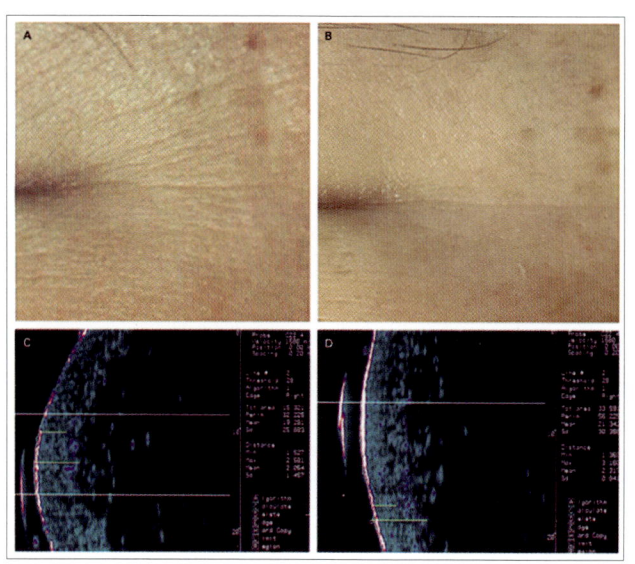
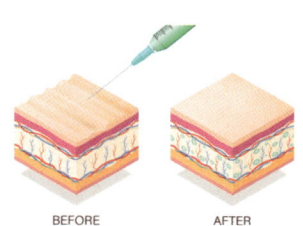

줄기세포 치료시에 눈가의 주름이 개선되며, 피부 두께가 2.054mm에서 2.317mm로 증가됨을 보여준다. (출판목록 논문 14번)

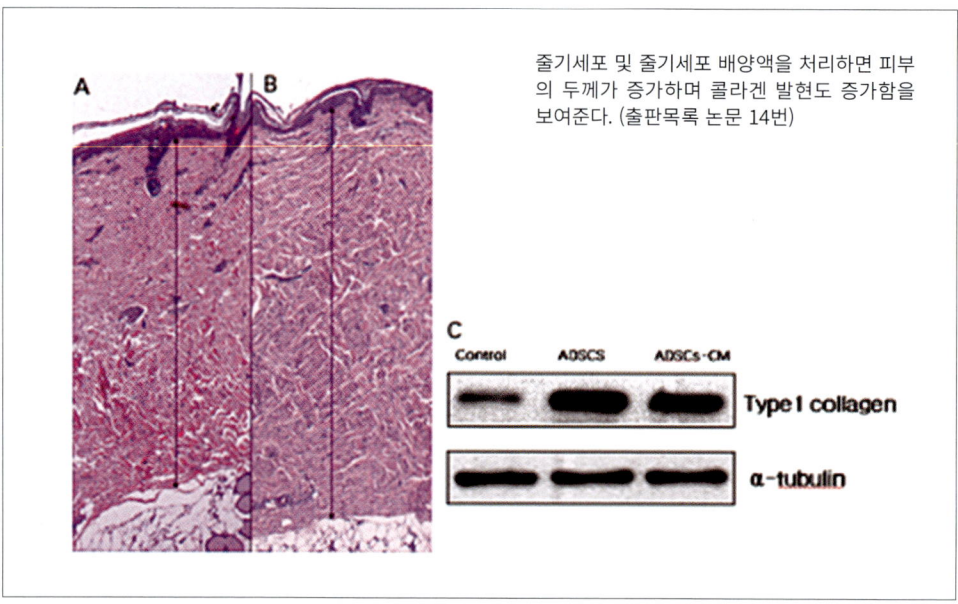

줄기세포 및 줄기세포 배양액을 처리하면 피부의 두께가 증가하며 콜라겐 발현도 증가함을 보여준다. (출판목록 논문 14번)

그리고 드디어 피부 두께를 재던 날. 당시에는 피부 두께를 잴 수 있는 기계가 우리나라에 단 2대밖에 없어서 삼성의료원 김원석 교수(現 강북삼성병원 피부과 교수 겸 성균관 의대 교수)한테 부탁하고 결과를 기다렸다. 드디어 한 통의 전화가 걸려오고… 실험을 진행했던 우리는 모두 숨죽이며 수화기 너머 목소리에 귀를 기울였다.

"Dr. 박, 결과 나왔어요. 얼굴의 피부 두께가 2.054mm에서 2.317mm로 약 0.2mm 이상 두꺼워졌네요. 축하해요."

결과는 대성공! 석 달 만의 결실이었다. 줄기세포 연구를 시작하고 처음 거둔 성과이기도 했다. 지방 이식으로 피부가 개선된다는 건 이미 알고 있었지만, 지방에서 얻은 줄기세포로 피부 주름을 펼 수 있다는 걸 확인한 순간이었다. 내 몸의 모든 털이 거꾸로 서는 느낌이었다. 실험 후 환자를 조금 더 지켜보니 주름이 펴지는 건 물론 피부 탄력 및 얼굴의 안색까지 좋아지는 게 아닌가.

줄기세포 치료가 노화 방지의 획기적인 치료법이 될 것이라는 나의 직감은 훗날 적중했다.

줄기세포는 줄기세포 자체에 대한 연구도 중요하지만, 줄기세포가 어떤 물질을 뿜어내기에 그토록 마법 같은 효과가 나타나는지를 밝혀내는 것도 대단히 중요하다고 생각했다. 나는 오히려 후자가 더 큰 부가가치를 낼 것으로 보았다. 그래서 2006년부터는 그쪽으로 연구를 시작했다.

지방에서 추출한 줄기세포는 수없이 많은 단백질을 뿜어낸다. 그중에서도 어떤 단백질이 효과가 있는지를 밝혀내는 게 관건이었다. 하지만 줄기세포는 쉽게 답을 내주지 않았다. 2년간의 실험이 지지부진해지며 영 속도가 나질 않았다. 단백질의 특정 성분을 밝히고자 하였으나, 일단은 전체 단백질의 시너지를 주제로 학회에서 발표를 진행했다. 역시나 한 교수님께서 "그렇게 뭉뚱그려서 단백질 성분이 효과 있다고 하는 것보다 그게 어떤 특정 단백질인지 밝혀내야 한다"고 따끔하게 충고를 해주시는 게 아닌가. 해볼 만큼 해보기도 했으나 사실 모래사장에서 바늘을 찾는 기분이었다.

이후 접근방법을 달리하여 특정 단백질을 포함한 분비인자 분석을 할 수 있었고, 새로운 개념의 물질 '엑소좀'의 발견까지 이루어졌다. 당시 내 논문이 실리던 즈음부터 학계에서도 줄기세포의 분비인자에 대한 관심이 뜨거워졌다. 줄기세포가 분비하는 물질이 주변에 어떤 영향을 미치는지, 그리고 줄기세포는 그 분비인자를 어떻게 이용하는지 등등 다양한 연구 주제가 논의됐다. 세계 곳곳에서 줄기세포의 분비인자에 관한 유의미한 연구가 활발히 전개됐다.

하지만 당시 줄기세포를 바라보는 국내의 시각은 썩 좋지 않았다. 특히 서울대학교 교수들 사이에선 더더욱 그랬다. 황우석 사태의 여파가 컸다. 그로 인해 많은 서울대 교수들이 난처한 상황이 됐으니 말이다. 그 당시 줄기세포를 연구한다고 하면 유명세를 탄 후 돈 좀 벌어보려는 심산이겠거니 하는 색안경 낀 시선이 대부분이었다. 과학자라기보다는 돈독 오른 사기꾼의 이미지가 강했다. 한 피부과 의사는 자신의 저서에서 줄기세포 화장품을 대놓고 '과학이라는 이름의 사기'라고 혹평하기도 했다. 또 내가 줄기세포 배양액을 세계 최초로 상용화하여 국내 공중파 KBS, MBC, SBS, YTN 뉴스에 동시에 나갔을 땐 교수회의까지 열렸다고 했다. 제2의 황우석이 되어 과장된 전망을 내놓는 건 아닐지 하는 따가운 시선이 깔렸으리라.

기존 산업계의 견제도 내가 넘어야 할 산이었다. 감염자에게서 얻은 줄기세포에는 감염의 전염성 위험이 뒤따른다는 이미지를 얹으려는 시도도 있었다. 그 논리대로라면 미심쩍어서 수혈은 어떻게 하는가. 마찬가지다. 사전 점검을 꼼꼼하게 하고 근거를 제시한다면 인정할 건 인정해야 하는데, 마치 줄기세포 연구자 전체를 마녀사냥하듯 다루는 세태가 우려스러웠다.

낮에는 진료를, 밤에는 연구를 이어 나가야 하는 살인적인 스케줄 속에 외부의 곱지 않은 시선까지 더해져 그야말로 탈진할 지경이었다. 그때마다 내게 힘이 되어 준 건 은사님이신 윤재일 교수님이다. 그분은 평생을 일관되게 광의학과 건선만을 연구하셨다. 나중에 내가 학교로 다시 돌아가지 않게 되었을 때 많이 서운해하시며 이런 말씀을 해주신 적이 있다.

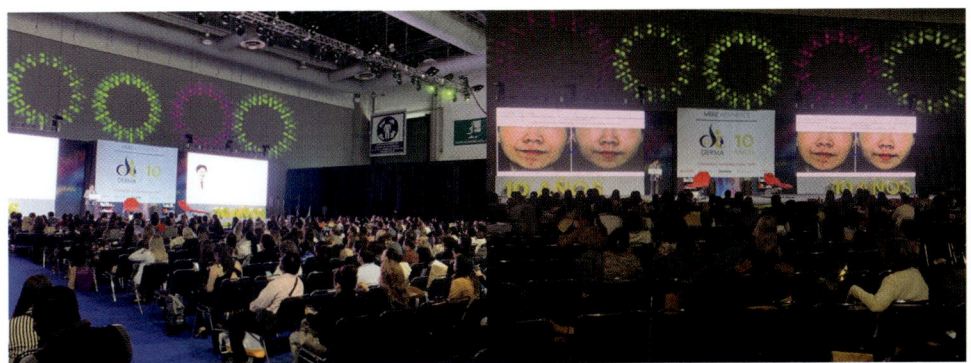

학회 발표

"박 선생에게 힘든 일은 다른 사람에겐 더 힘든 일일 것이다. 앞으로 힘든 시간이 와도 다른 사람보다는 훨씬 잘할 수 있으니 자신감을 갖고 피하지 마라."

그래, 다시 또 일어나 보자.

학자로서의 어려움은 역시 논문으로 극복해야 한다고 생각했다. 주변의 인정을 받으려면 그 길뿐이었다. 진인사대천명(盡人事待天命). 맞는 말인가 보다. 2007년이 되니 그간의 노력이 빛을 발하기 시작했다. 당시 일본 모발재생학회 회장인 일본 의사 후* 박사가 어느 날 나를 직접 찾아왔다. 대체 내게 무슨 볼일이 있어서 온 걸까. 왜 온 거지?

알고 보니, 당시에 내가 모발 재생을 위해 자체 개발한 줄기세포 단백질 성분인 'NGAL'(엔갈, Next Generation Advanced Look)을 미국에 수출했는데, 이 물질을 사용해보고 효과가 좋아 찾아왔다고 했다. 모발 재생에 효과가 좋다는 여러 치료를 해봤지만 NGAL의 효과가 가장 좋았다는 것이다. 힘들었던 지난 기억들이 스쳐 지나가며 그렇게 감개무량할 수가 없었다. 줄기세포를 처음 배우고 미용에 적용하려 애쓰던 때에는 내가 일본 교수에게 팁을 배운 적이 있었는데, 이제는 나에게 노하우를 배우러 일본 의사가 찾아오다니, 학자로서 이보다 더 뿌듯한 일이 있을까.

후* 박사는 나에게 학술적인 교류를 청했고, 지금까지도 서로의 연구 자료를 공유하며 관계를 유지해 나가고 있다. 쑥스럽지만 그는 요즘도 나를 '사부님'이라 부르며 존중해준다. 이제는 나보다도 논문을 더 많이 쓸 만큼 연구를 열심히 해서 오히려 내가 자극을 받는 중이다.

아, 이제는 좋은 일만 펑펑 터지겠지!

하지만 이런 생각은 오산이었다. 일상은 녹록지 않게 흘러갔다. 논문 쓰기를 게을리하지 않으며 SCI급 논문에 줄줄이 투고했지만 족족 떨어지는 통에 간신히 끌어올린 기운도 바닥을 쳤다. 줄기세포 연구에 나선 지 몇 년 만에 이렇게 접어야 한단 말인가… 깊은 좌절감 속에서 헤매던 무렵, '아차!'하고 떠오른 게 있었다. 2006년 내가 줄기세포를 활용해 피부 두께를 두꺼워지게 했던 연구결과가 떠올랐다. 왜 이걸 생각 못 했지? 그 연구를 논문으로 써야겠다는 생각이 들었다. 그게 가장 설득력이 있으리라 생각했다.

2007년 원고를 투고했다. 가장 영향력 있는 미국 피부외과학회지 'Dermatologic Surgery'에 보냈다.

그런데 이게 웬일? 원고를 보낸 지 1년이 지나도 감감무소식인 게 아닌가. 혹시 이 논문 담당자가 멋대로 내 연구를 훔쳐 가는 건 아닐까? 심지어 이런 어처구니없는 생각마저 들었다. 사람이 궁지에 몰리면 그렇게 되나 보다. 아무튼 더 두고 볼 수만은 없는 일이었다. 내 인생이 걸린 문제였으니까. 계속 독촉 메일을 보내고, 밤마다 국제전화를 했다. "도대체 뭐가 문제냐? 게재 승인이면 승인, 아니면 거절을 해야지, 왜 1년 넘도록 아무런 소식이 없는 거냐?" 그러자 얼마 후 연락이 왔다.

"논문 게재가 승인되었습니다."

야호! 세상을 다 가지면 이런 기분이겠구나. 말할 수 없이 기뻤다. 지금도 그때의 기억이 생생하다. 해당 논문은 세계 최초 '지방유래 줄기세포를 이용한 피부 노화의 치료'라는 제목으로 2008년 미국 피부외과학회지 'Dermatologic Surgery'에 실렸고, 그 이듬해인 2009년에는 미국의 피부 노화 교과서인 'Textbook of Aging Skin'에도 같은 내용으로 출판되었다. 그렇다. 줄기세포 치료가 피부 노화에 대한 근본 대책이 될 수 있다는 걸 내가 입증시킨 것이다. 그리고 이 논문은 2009년 한 해 동안 가장 많이 읽힌 논문으로 뽑히기까지 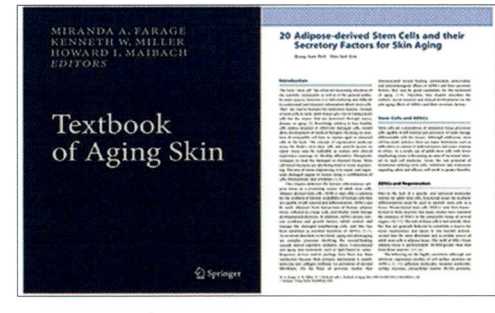 했다. 그만큼 다른 논문에서도 나의 논문을 많이 인용하고 있다는 것이었다. 줄기세포 치료법의 탁월성에 대한 방증이기도 했다.

이 논문은 전 세계적으로 큰 반향을 일으켰다.

한번은 이탈리아에서 열린 재생외과학회에 초청된 적이 있다. 전 세계의 줄기세포 관련 학자들이란 학자들은 전부 모아 놓은 학회였다. 둘째가라면 서러울 전문가들이 총집합한 학회에서 내가 발표를 하게 되어 감개무량했다. 그런데 더 감격스러운 것은 그들의 찬사였다. 235명 대상 피부의 모공, 색소, 주름에 대해 분석한 나의 연구결과에 큰 갈채를 보내왔다. 줄기세포로 피부 노화를 치료할 수 있다는 걸 처음으로 제시한 나의 논문은 설득력이 있었고 세계의 인정을 받았다. 그리고 그곳에서 난 줄기세포의 색다른 배양법, 줄기세포 자체의 노화 연구결과 등 다양한 공감대를 확인할 수 있었다.

이후 강연 요청이 줄을 이었다. 유럽 등지에서도 강연해 달라는 요청이 쇄도했다. 항공, 호텔, 강연료 다 줄 테니 강의해달라는 요청이 잇따랐다.

2007년 8월 4일, KBS 9시 뉴스
세계최초로 줄기세포 기술 상용화 보도

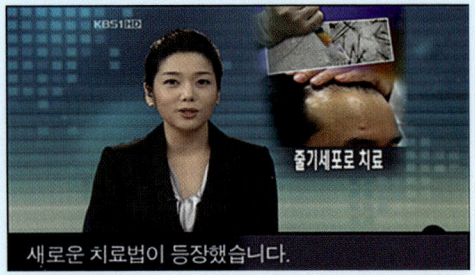

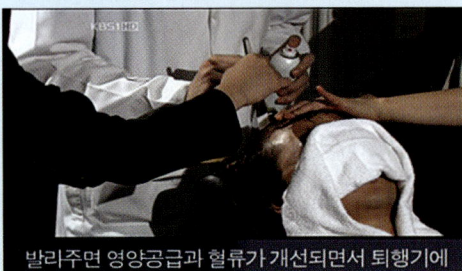

세계 최초로 줄기세포를 이용해서 인체의 피부노화 개선(2008년) 및 탈모개선(2015) 효과 논문 발표

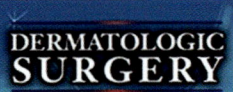

Adipose-Derived Stem Cells and Their Secretory Factors as a Promising Therapy for Skin Aging

Byung-Soon Park, MD, PhD,*† Kyoung Ae Jang, MD,† Jong-Hyuk Sung, PhD,* Jeong-Soo Park, PhD,‡ Yong Hyun Kwon, MD,§ Kea Jeong Kim, MD, PhD,§ and Won-Serk Kim, MD, PhD§

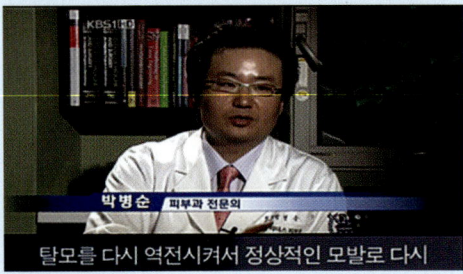

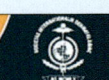

Pharmacology and therapeutics

Clinical use of conditioned media of adipose tissue-derived stem cells in female pattern hair loss: a retrospective case series study

Hyoseung Shin[1], MD, Hyeong Ho Ryu[2], MD, Ohsang Kwon[2], MD, PhD, Byung-Soon Park[3,a], MD, PhD, and Seong Jin Jo[1,a], MD, PhD

제5장
줄기세포의 허락을 받기까지

2009년 미국 <피부노화 교과서> 및
2017년 <피부노화 교과서> (2판) 줄기세포 파트 저술.

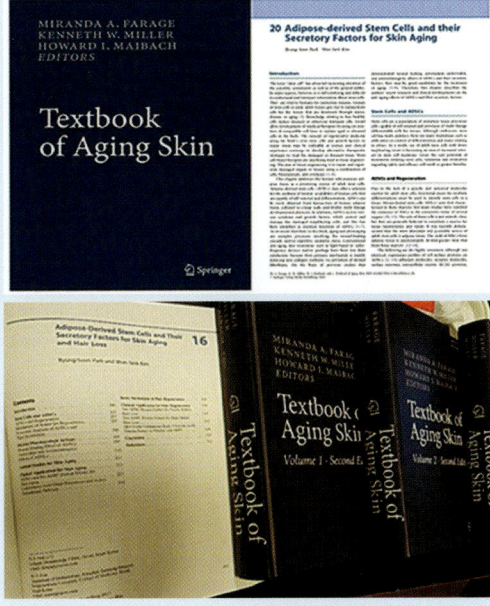

2022년 Springer출판사의 줄기세포 재생의학 시리즈
<모낭 재생>에서 2 장 집필.

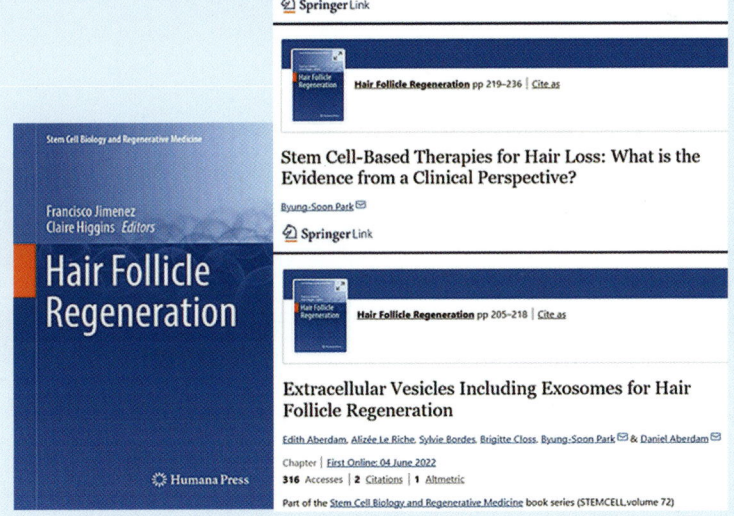

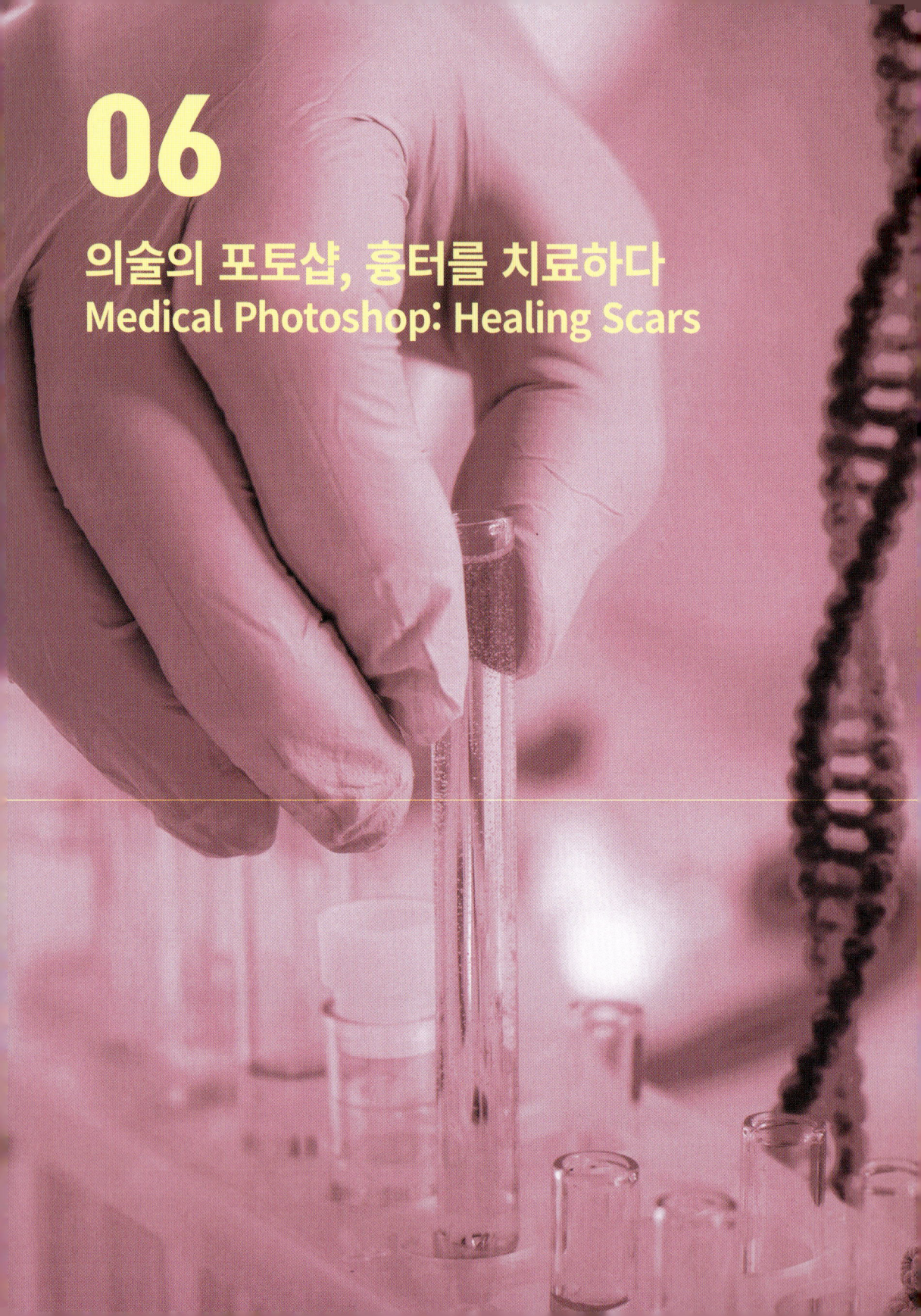

06
의술의 포토샵, 흉터를 치료하다
Medical Photoshop: Healing Scars

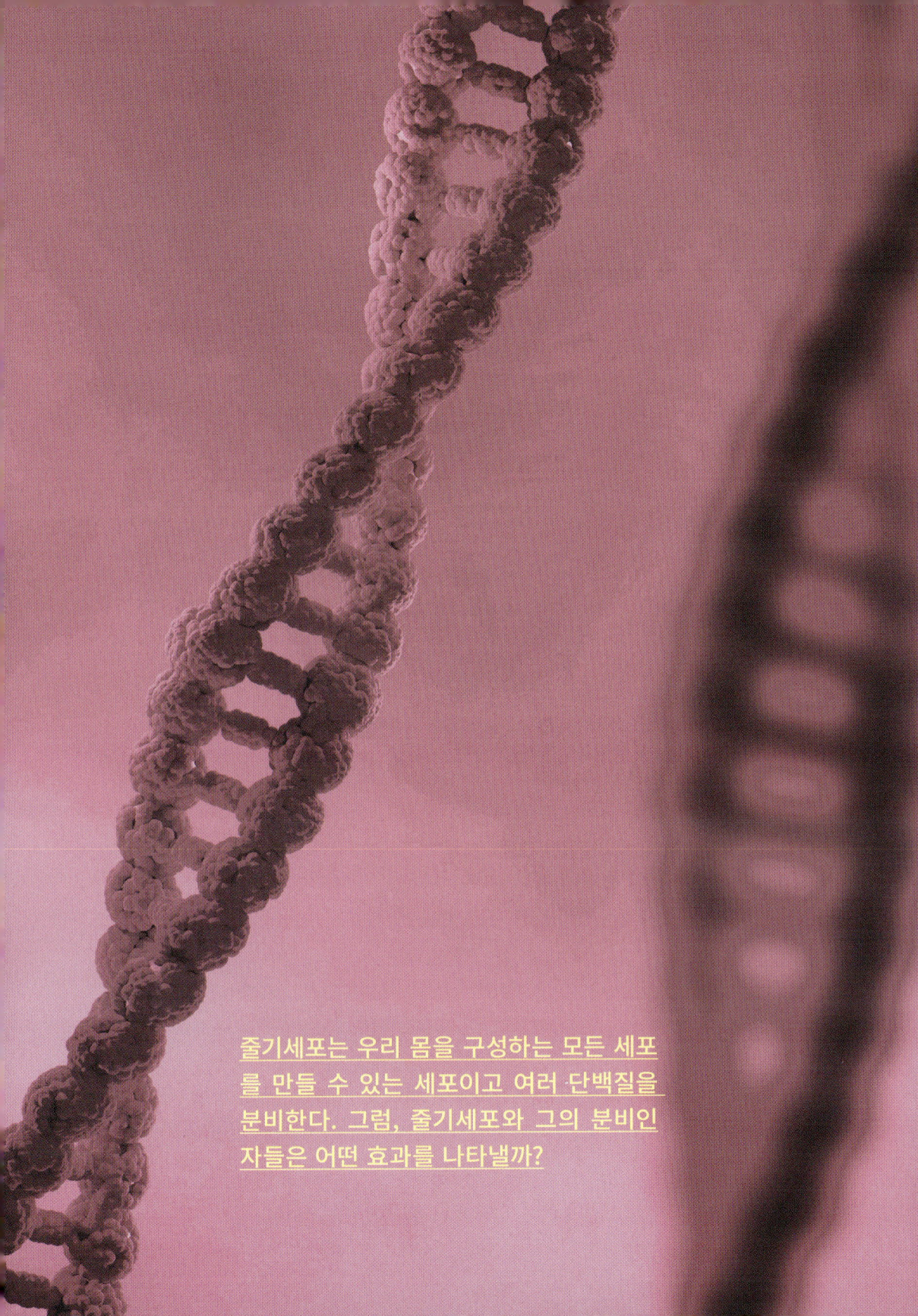

줄기세포는 우리 몸을 구성하는 모든 세포를 만들 수 있는 세포이고 여러 단백질을 분비한다. 그럼, 줄기세포와 그의 분비인자들은 어떤 효과를 나타낼까?

앞서 줄기세포는 우리 몸을 구성하는 모든 세포를 만들 수 있는 세포라고 설명해드렸다. 그리고 줄기세포가 여러 단백질을 분비한다고도 말씀드렸다.

그럼, 줄기세포와 그의 분비인자들은 어떤 효과를 나타낼까. 지금부터 그걸 알려드리고자 한다.

줄기세포 치료효과 ❶
흉터 개선

결론부터 단도직입적으로 말하자면, 줄기세포로 흉터를 치료할 수 있다. 우리가 사진을 찍고 나서 '뽀샵(뽀얗게 피부를 만드는 포토샵)'을 하듯 의술로도 흉터를 지울 수 있다.

먼저 흉터의 개념부터 살펴보자. 흉터란, 다치거나 병적인 과정을 겪은 후 남은 자국을 일컫는데 보통 화상, 수술, 여드름, 수두, 사고 등의 외상 등으로 발생한다. 흉터의 종류는 크게 3가지로 나눌 수 있으며 화상 흉터, 툭 튀어나온 흉터, 움푹 파인 흉터 등이 그것이다.

그럼, 이런 흉터들을 줄기세포가 어떻게 치료할까. 우리 피부 속은 마치 벽돌을 쌓아 놓은 것처럼 콜라겐이 가지런히 정렬돼 있다. 그런데 화상을 입으면 이 배열이 마구 흐트러지게 된다. 그리고 세포들은 상처를 치유하기 위해 긴급히 분비물을 뿜어낸다. 이 상태로 피부가 굳어버리는 게 바로 화상 자국이다.

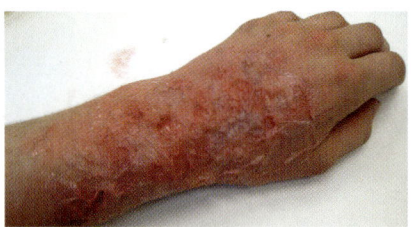
화상 흉터

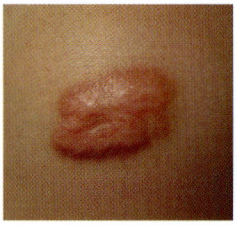
툭 튀어나온 흉터

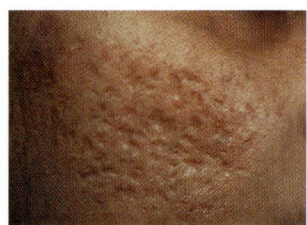
움푹 파인 흉터

제6장
의술의 포토샵, 흉터를 치료하다

이때 줄기세포를 주입하면 아무렇게나 굳은 콜라겐의 배열이 마사지 받듯 리모델링 되면서 정리가 된다. 이러한 이유로 피부의 겉면이 매끈하게 변하는 것이다. 이게 바로 줄기세포의 흉터 치료 원리다.

툭 튀어나온 흉터와 움푹 파인 흉터도 마찬가지다. 상처를 입었을 때 세포가 너무 많은 분비물을 쏟아내면 그 분비물 때문에 피부가 불룩해져서 피부 밖으로 툭 튀어나온 흉터가 되는 것이고, 분비물이 부족하거나 유착이 일어나면 피부를 다 채우지 못하고 움푹 파인 흉터가 된다. 이럴 때 모두 줄기세포를 넣어주면 상처 부위가 부드러워지면서 원상태로 복구된다.

물론 현재 레이저로도 흉터를 많이 치료한다. 레이저가 피부 속에 엉켜있는 콜라겐을 녹이고 새 콜라겐을 생성시켜 피부가 재생되도록 하는 원리다. 하지만 시술 후 한동안은 해당 부위가 붉고, 색소침착 역시 드물지 않게 발생하는 단점이 있다. 게다가 깊은 흉터나 오래된 흉터는 레이저 시술을 통해 완벽하게 재생 및 복원하기가 어렵다.

또 파인 흉터의 경우는 필러로 속을 채워 살을 올려줄 수 있지만, 지속기간이 1년 미만으로 짧다. 반면에 줄기세포 치료는 줄기세포가 직접 콜라겐을 생성할 뿐 아니라, 다양한 분비물을 통해 주변 세포를 활성화해 새 콜라겐 생성을 유도한다. 실제로 줄기세포를 주사하면 2.5~5배 정도 콜라겐 수치가 증가하며, 파인 흉터의 깊이가 85% 복원됐다고 밝혀진 바 있다.

그리고 무엇보다 줄기세포 치료는 가볍게 주사만 맞으면 되기 때문에 피부가 거의 손상되지 않아 회복이 빠르고 후유증도 없다.

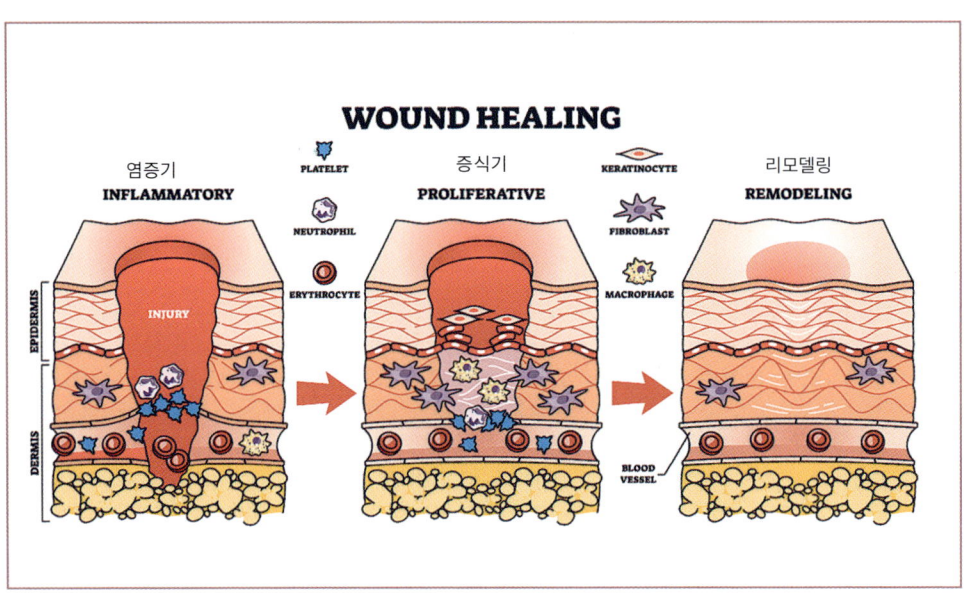

상처 치유 과정

1. 염증기: 상처로 인한 출혈이 지혈되면서 혈전이 형성되면 상처 부위로 백혈구 이동
2. 증식기: 새로운 혈관이 다시 자라나고, 육아조직 형성
3. 리모델링: 표피가 덮이고 콜라겐이 급히 생성된다 (나중에 정상화를 위한 리모델링이 일어난다)

| 사례 1 | 화상 흉터 |

❶ 화상으로 얼굴에 피부 이식한 환자

어느 날 지인의 친척이 나를 찾아왔다. 40대 후반의 남성분이었는데 10년 전 연구소에서 근무하다 갑작스러운 폭발사고로 얼굴에 화상을 입었다고 했다. 다른 병원에서 피부 이식을 했지만 해당 부위의 색소와 질감이 달라 한눈에도 확 티가 나는 상태였다. 이렇게 이미 한차례 수술을 하고 오는 경우는 의사로서 부담감이 더욱 크다. 환자가 드라마틱한 치료 효과를 바라고 왔을 테니 말이다.

일단 치료해 보기로 했다. 6개월에 걸쳐 2차례의 세포주사와 줄기세포 분비인자 도포 6회가 이루어졌다. 역시 예상했던 대로 줄기세포가 들어갈 때마다 피부는 단계적으로 조금씩 달라졌다. 주위 피부색과 톤이 같아지고, 피부 결 역시 점차 얼굴 피부처럼 바뀌어 갔다. 사고를 당한 지 10년 만에 되찾아 가는 얼굴이었다. 그렇게 10개월의 치료가 끝난 후 환자분은 이제야 마음의 짐을 모두 덜게 됐다며 홀가분하게 병원을 나섰다.

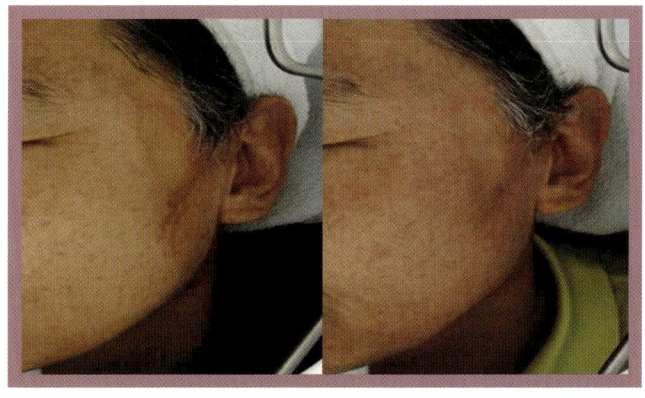

❷ 다리의 화상 자국

2015년 3월 봄의 햇살이 병원을 가득 채운 어느 날, 모녀의 방문이 있었다. 딸의 손에 이끌려 온 환자(57세)는 "어휴, 엄마는 괜찮다니까"를 연신 되풀이했다.

아주 오래전 다리에 큰 화상을 입어 흉터 때문에 집에서도, 한여름에도 종아리를 항상 가리고 사셨다고 했다. 딸이 나의 줄기세포 치료에 관한 기사를 보고 엄마를 설득했고, 곧 다가올 엄마의 환갑 때에는 예쁜 치마를 입고 해변에서 사진 찍는 것이 소원이라고 했다. 남들에겐 소박한 일상이지만 그 소원이 너무도 예뻐 보였다. 엄마를 사랑하는 딸의 마음이 참 기특해서 치료 계획을 세우기 시작했다.

"이 치료는 단거리 뛰기가 아닙니다. 워낙 상처가 오래되어 유착도 심하고 딱딱해져 있습니다. 천천히 그리고 꾸준한 페이스로 목표지점을 향해 달려가는 장거리 달리기처럼 치료해야 합니다. 환자분의 의지가 가장 중요합니다."

우선 흉터 부위를 보니 새로 돋은 살과 원래 피부의 색깔이 확연하게 달랐고 조직이 응축되어 있어 딱딱하고 굳어 있었다. 흉터를 연하게 그리고 조직을 부드럽게 하는 게 급선무였다. 먼저 3가지 레이저와 약물 투여가 시행됐고, 이후 환자의 복부에서 채취한 지방으로 세포를 처리하여 흉터 부위에 2차례 주입하였다. 1년 동안 흉터 레이저와 줄기세포 주입 2회가 이루어졌다.

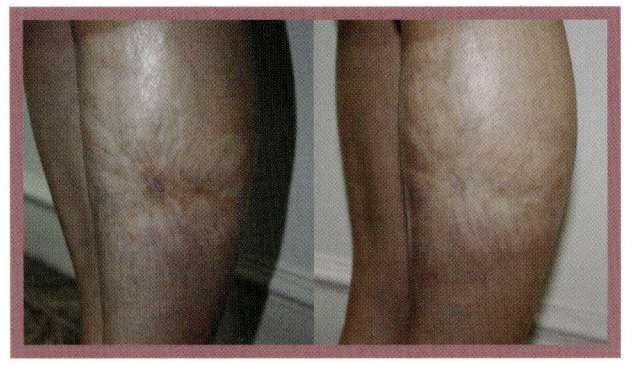

제6장
의술의 포토샵, 흉터를 치료하다

  치료 후 흉터 부위의 피부색은 70% 정도 밝아져 새살과 비슷한 색으로 바뀌고 있었고, 조직은 유연해지다 못해 감각까지 되살아나고 있었다. 처음 내원했을 때는 만져도 전혀 감각이 없다고 했는데 이제는 감각이 느껴진다고 했다.

  장거리 달리기의 '도착점'이 서서히 보이기 시작했다. 30여 년 전에 생긴 흉터이니 그 기간의 1/10인 3년을 치료 기간으로 특정했다. 결코 짧지 않은 기간이었지만 나를 믿고 성실히 치료에 임해 상당한 효과를 보게 된 그 환자가 그저 고맙다.

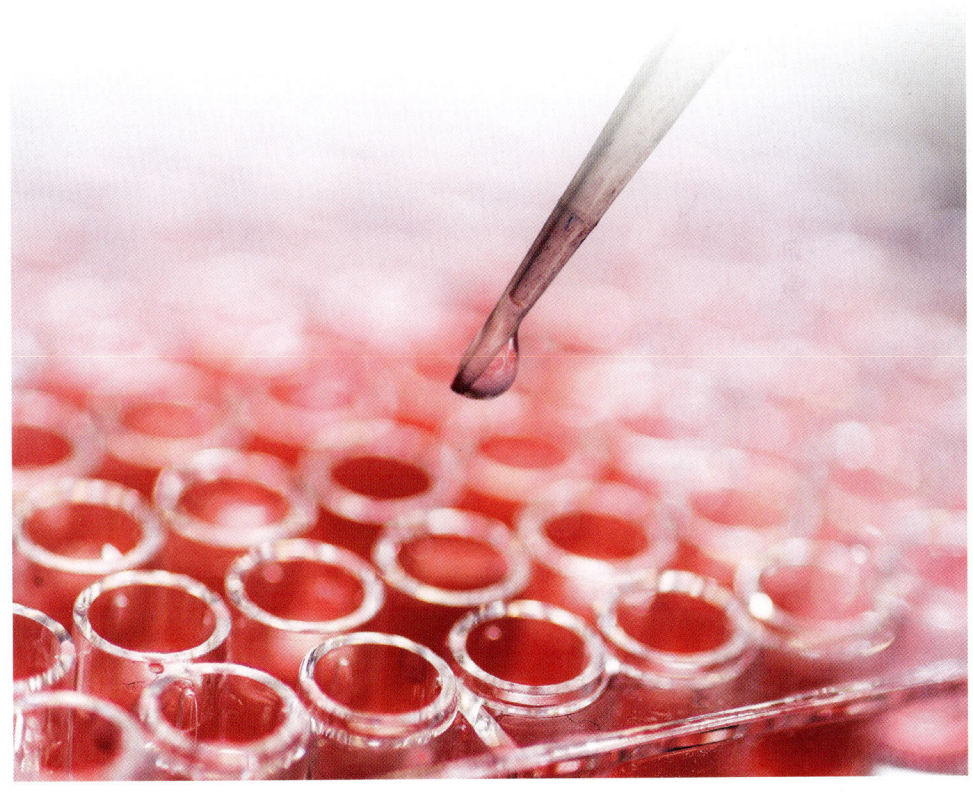

사례 2   툭 튀어나온 흉터

❶ 눈가에 점 빼고 온 중국 환자

줄기세포 흉터 치료가 중국에도 입소문이 났는지 어느 날은 한 중국분이 나를 찾아왔다. 20대 여성 환자였는데 그녀 역시 다른 곳에서 피부 이식을 한 상태였다. 눈 밑에 커다란 점이 있었는데 그 뿌리가 워낙 깊다 보니 점을 빼고 다른 부위의 피부를 이식한 것이었다. 그런데 문제는 피부를 이식할 때 너무 두껍게 붙여 눈가가 불룩하게 올라와 있었다.

본래 눈가의 피부는 다른 곳보다 굉장히 얇다. 그래서 이식을 해도 아주 얇게 했어야 하는데 그게 제대로 되지 않은 모양이었다. 게다가 이식한 피부와 얼굴 피부의 성질이 달라 이식 부위에서 털까지 자라고 있는 상황. 불룩 튀어나온 살을 가라앉히고 피부의 성격도 바꿔줘야 했다.

처음에는 줄기세포와 지방을 함께 이식했다. 지방을 넣어주면 조직이 좀 더 쉽게 말랑해진다. 이후 줄기세포 주사를 3회 반복 주입하고 플라즈마 치료로 마무리했다. 그러자 눈 밑에 밴드를 붙인 것처럼 뚜렷했던 경계선이 서서히 사라지면서 자라고 있던 눈 밑의 털마저 더는 보이지 않게 되었다.

어려서는 커다란 점 때문에, 점을 빼고 나선 눈에 띄는 흉터 때문에 사람들의 시선을 의도적으로 피했던 안타까운 사연의 그녀가 마침내 모든 치료를 마쳤다. 출국을 준비하며 하얀 소국처럼 수줍게 웃으며 중국으로 돌아가던 그녀의 얼굴이 아직도 눈에 선하다.

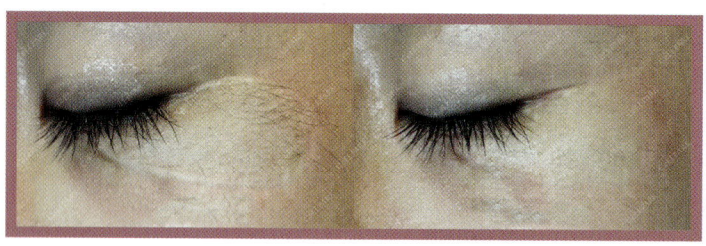

사례 3 움푹 파인 흉터

❶ 여드름 흉터 치료하고 한류스타가 된 환자

흉터 중에서도 흔한 흉터가 여드름이다. 단순한 색소침착이 아닌 움푹 파인 흉터는 레이저로 치료하기에 조금 한계가 있다.

여드름 흉터를 치료하려고 10년 넘게 안 해본 레이저 치료가 없다던 한 40대 여성 환자가 있었다. 내게 오자마자 하는 말이 레이저 치료를 20가지 이상 받아 봤는데 효과가 없었다며 깊은 한숨을 내쉬고는 흉터와 모공은 일찌감치 포기했으니 피부 탄력만이라도 좀 살려달라고 요청했다.

피부를 살펴보니 승산이 있었다. 줄기세포 치료가 들어가면 탄력은 물론 흉터도 충분히 고칠 수 있었다. 나는 환자에게 마지막으로 속는 셈 치고 줄기세포 치료를 해보자고 권유했고, 2013년 10월 처음 세포치료에 들어갔다. 그리고 12월에 다시 한번 치료를 실시했다. 그녀는 어떻게 됐을까. 그녀의 후기는 이렇다.

"말이 필요 없다. 세포 한 방이 최고더라."

그리고 얼마 후 한류스타 못지않은 빼어난 미모의 한 여성이 감사의 인사를 전한다며 우리 병원에 나타났다.

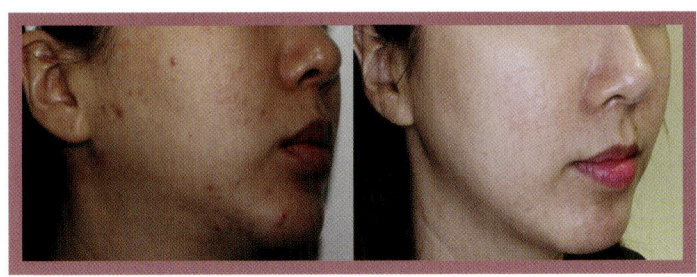

❷ 코에 유착이 심했던 환자

아이들 피부는 참 뽀얗고 보들보들하다. 촉촉하고 모공도 보이지 않는다. 그랬던 피부가 나이 들면서 점점 처지고 모공도 커진다. 커진 모공 때문에 고민하다 레이저로 치료를 받고 온 30대 여성 환자가 있었다. 그런데 운 나쁘게도 타 병원에서 모공 레이저 시술을 받던 중, 화상을 입고는 콧잔등이 새끼손톱만큼 파여 버렸다. 부작용을 입힌 병원 측은 세포치료로 유명한 우리 병원으로 이 환자를 보내왔다.

코의 유착이 심한 상태였고, 그 이전에 했던 3번의 코 성형수술 때문에 콧방울도 일반인에 비해 좁았다. 함부로 건드렸다가는 코가 더 나빠질 수도 있다는 여러 의료진의 소견을 들었다고도 했다. 환자는 이미 지칠 대로 지치고 의기소침한 상태였다. 병원에 오긴 했지만 향후 1년 동안은 그 어떤 치료도 받을 생각이 없다고 했다. 뭐가 됐든 빠른 결정이 필요했다.

처음에는 2~3회 정도만 치료하자는 계획을 세웠다. 그런데 흉터에 주입하기 위해 지방에서 채취하고 정제한 줄기세포의 양이 생각보다 많아 얼굴 전체에 시술을 진행했다. 그러자 코 부위뿐 아니라 환자 얼굴 전체의 모공과 안색, 주름까지 좋아지는 게 아닌가. 눈에 띄게 호전되는 얼굴을 보자 용기를 얻은 이 환자는 치료횟수를 3회에 그치지 않고 계속 원해 현재까지도 내원하며 젊음을 유지해 가고 있다. 그녀가 요즘 친구들을 만나면 이런 말을 한단다.

"어우! 나 요즘 너무 바빠서 화장할 시간이 없네. 오늘도 쌩얼(민낯)이야!"

이러면 친구들이 부러운 듯 고양이 눈을 하며 자신을 바라보는데 그 재미가 쏠쏠하다며 너스레 섞인 감사를 전해왔다.

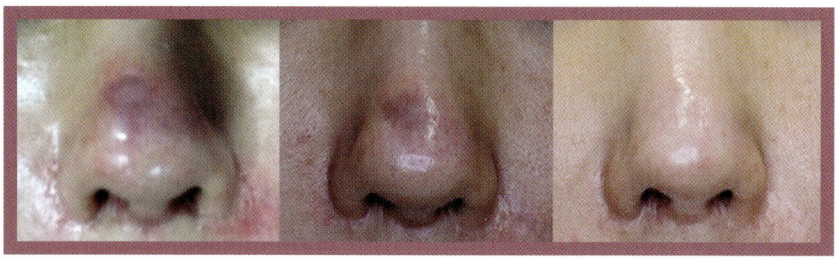

사례 4　　　　피부 꺼짐

아들의 결혼식을 앞두고 있던 한 50대 여성. 그 특별한 날을 위해 성형외과를 찾았다. 조금이라도 젊고 예쁜 모습으로 아들의 결혼을 축하해 주고 싶어서 엄마는 큰맘 먹고 얼굴 볼의 지방을 레이저로 녹이는 시술을 받는다. 그런데 시술이 잘못되어 본래보다도 못하게 된 얼굴… 아뿔싸!

어찌할 방도를 모른 채, 망가진 얼굴로 달려온 한 엄마가 있었다. 너무도 속상한 마음에 눈물을 글썽이는데, 지켜보던 나와 간호사도 함께 마음 아파했던 기억이 난다. 우리 병원으로 오기까지 다섯 군데도 넘는 병원을 더 다녔다고 한다.

딱히 뾰족한 수를 내주지 않아 전전긍긍하던 끝에 지인의 소개로 우리 병원에 왔다며 줄기세포 치료가 마지막 희망이라고 간절함을 드러냈다.

결혼식 날짜가 임박했기 때문에 망설일 틈이 없었다. 바로 줄기세포 치료가 시작됐고, 단 두 번의 세포 시술이 끝나던 날, 그녀는 매끈한 얼굴로 무사히 아들의 결혼식을 마칠 수 있었다. 그리고 몇 주 뒤 결혼식 사진을 들고 병원을 찾아와 남긴 말씀이 참 유쾌했다.

"안사돈보다 내가 더 어려 보이더라고요! 하하하, 고마워요."

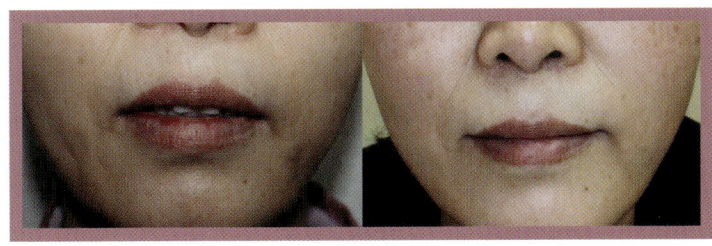

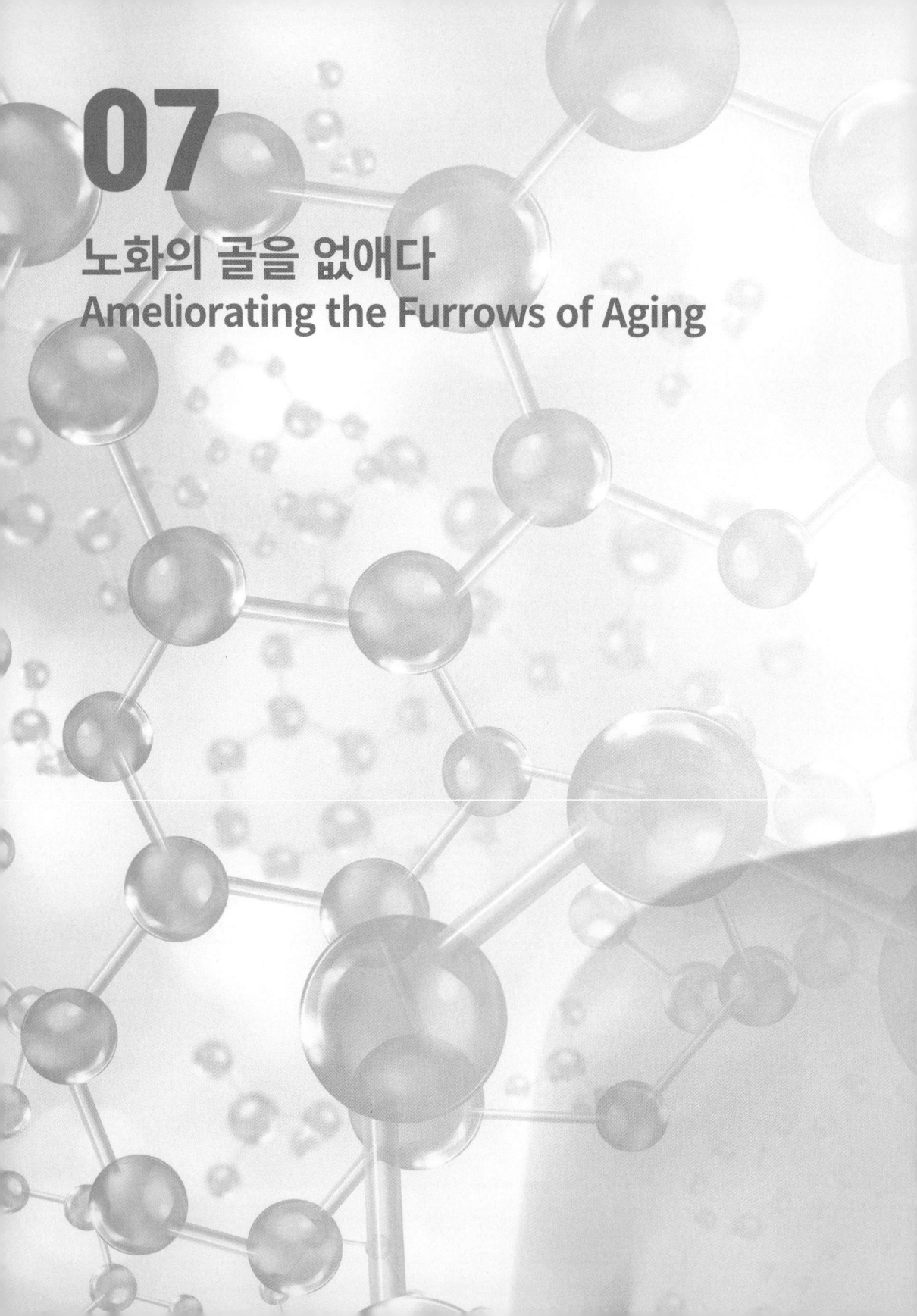

07
노화의 골을 없애다
Ameliorating the Furrows of Aging

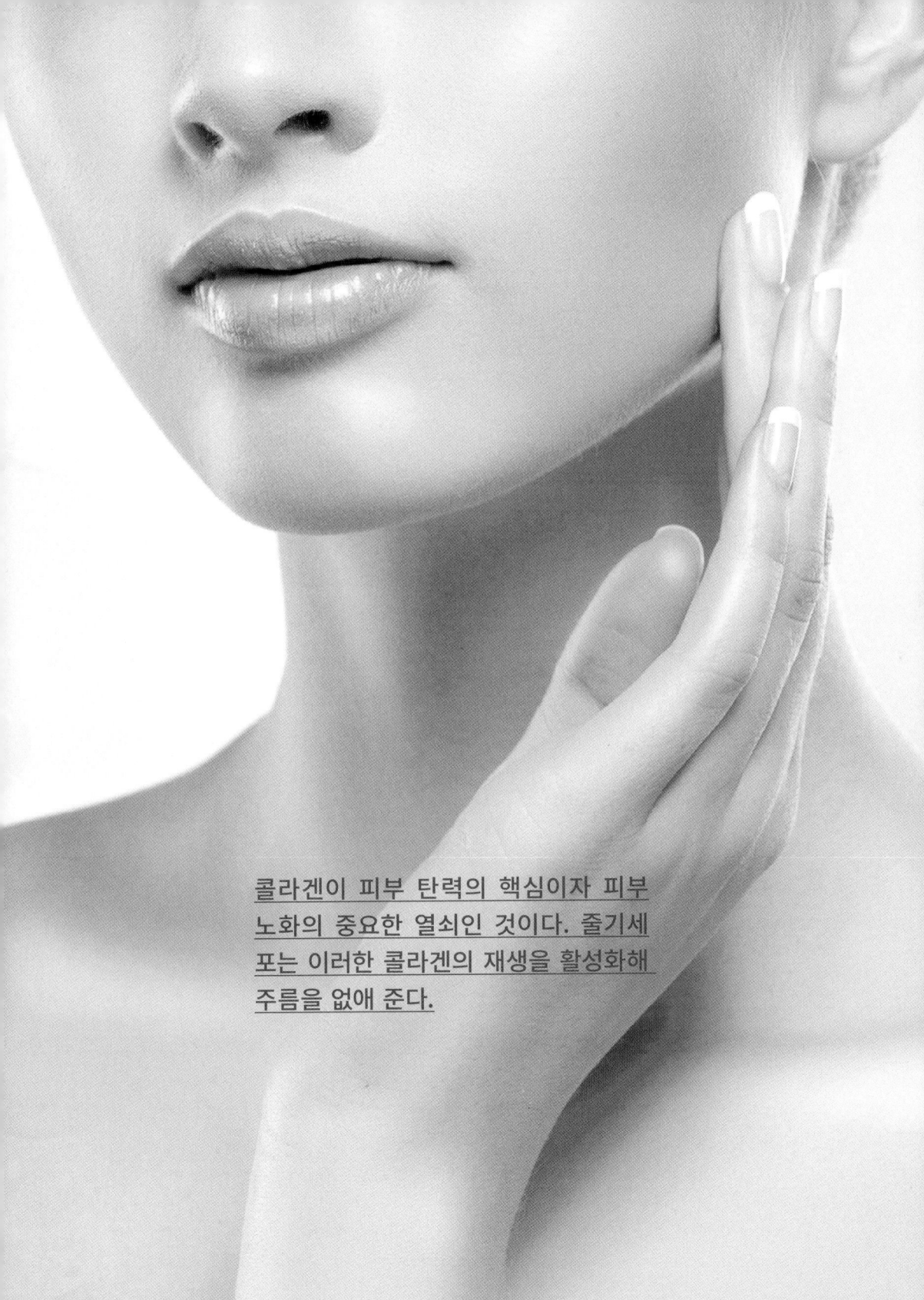

콜라겐이 피부 탄력의 핵심이자 피부 노화의 중요한 열쇠인 것이다. 줄기세포는 이러한 콜라겐의 재생을 활성화해 주름을 없애 준다.

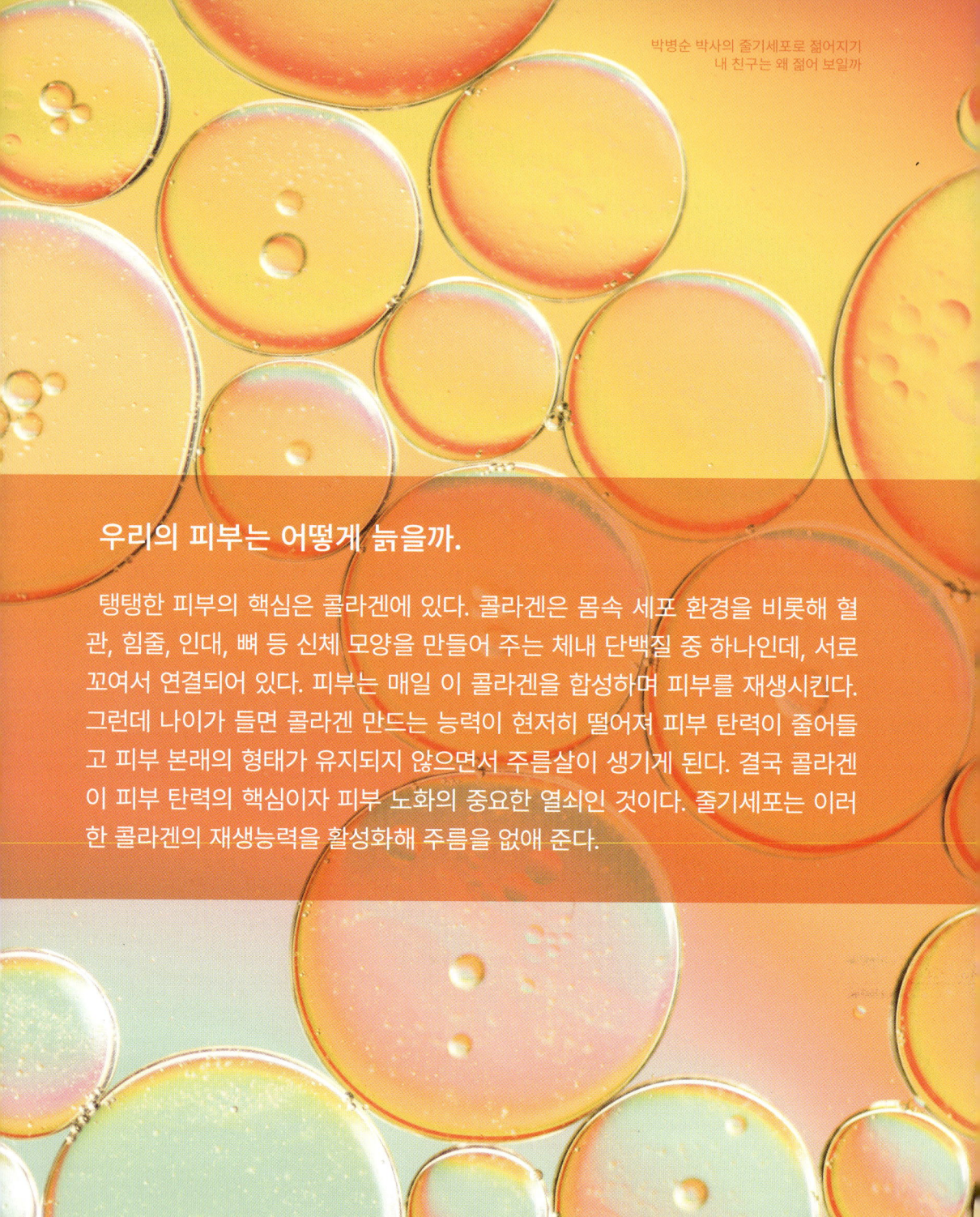

박병순 박사의 줄기세포로 젊어지기
내 친구는 왜 젊어 보일까

우리의 피부는 어떻게 늙을까.

 탱탱한 피부의 핵심은 콜라겐에 있다. 콜라겐은 몸속 세포 환경을 비롯해 혈관, 힘줄, 인대, 뼈 등 신체 모양을 만들어 주는 체내 단백질 중 하나인데, 서로 꼬여서 연결되어 있다. 피부는 매일 이 콜라겐을 합성하며 피부를 재생시킨다. 그런데 나이가 들면 콜라겐 만드는 능력이 현저히 떨어져 피부 탄력이 줄어들고 피부 본래의 형태가 유지되지 않으면서 주름살이 생기게 된다. 결국 콜라겐이 피부 탄력의 핵심이자 피부 노화의 중요한 열쇠인 것이다. 줄기세포는 이러한 콜라겐의 재생능력을 활성화해 주름을 없애 준다.

줄기세포 치료효과 ❷
주름 및 피부결, 피부톤 개선

피부 노화는 콜라겐과 탄력섬유 등이 생성되는 것보다 분해되어 없어지는 게 더 많을 때 진행된다. 이럴 때 노화가 일어나는 부위에 줄기세포를 주입하면 콜라겐이 생성되는 동시에 콜라겐을 만드는 세포까지도 활성화된다. 줄기세포가 콜라겐을 많이 만들게 함으로써 주름을 근본적으로 치료하는 것이다. 더욱 놀라운 건 주름만 좋아지는 게 아니란 사실! 뽀얀 피부 톤까지 덤으로 따라온다.

줄기세포 치료로 노화된 피부를 자발적으로 재생하는 신개념 안티에이징 치료술을 나는 '세포동안술'(라비쎄 Lavisse)[13]이라 이름 붙였다. 이 세포동안술의 가장 핵심 기술은 '줄기세포를 얼마나 잘 정착시키느냐'는 것이다. 지방이식술을 예로 들어 보자. 지방을 100의 양만큼 넣었을 때 보통 30~50%만 그 자리에 남고, 나머지는 흩어져 흡수된다. 이럴 때 생착률[14]이 30~50%라고 말하는데, 이 생착률을 높여야 시술의 성공률도 높아진다. 줄기세포도 마찬가지다. 나는 줄기세포를 처음 접할 때부터 줄기세포의 생착률을 높일 방안에 대해 꾸준히 연구해 왔고, 그 결과 2007년 특허를 획득한 '세포캡슐 기술'을 만들어냈다.

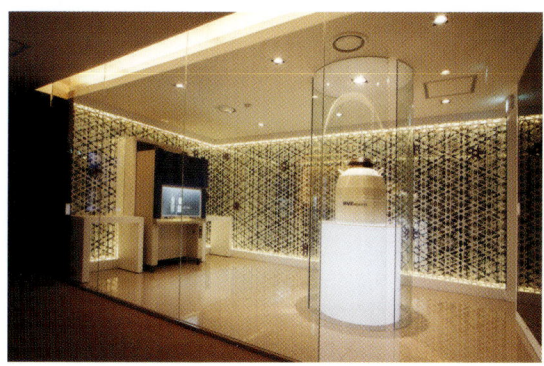

---

13) 라비쎄 LAVISSE®: 라틴어로 '살아있는 세포'라는 뜻을 담아 합성해 만든 단어
14) 생착률 (生着率): 살아서 안착하는 비율

사례 1 주 름

❶ 60대 남성의 눈가 주름

2012년 고객 한 분이 자신의 지인에게 피부과 시술을 선물로 해주고 싶다고 하여 세포치료를 권한 적이 있다. 그 선물을 하는 분의 입장에서 보면 먼저 권해서 하는 치료였으므로 부작용이나 문제가 생기면 안 한 것만 못하게 되는 치료였다. 물론 어떤 경우에서도 실수가 있으면 안 되지만 말이다.

시술받는 분은 대기업 임원인 60대 남성이었는데, 연세도 좀 있고 연예인도 아닌 터라 티 나는 건 딱 질색이라며 보톡스, 필러 같은 시술도 절대 싫다고 완강히 거부했다. 단지 티 안 나게 주름만 좀 없애 달라고 부탁하셨다. 조심스럽게 줄기세포 시술을 한 차례 진행했는데 그로부터 한 달 뒤 우연히 그분을 다시 만났다.

멀리서 보니 안색이 확 달라진 게 느껴졌다. 반갑게 웃으며 다가오시는데 가까이서 차근히 보니 잔주름도 꽤 많이 없어졌고 주름의 깊은 골이 많이 나아진 게 보였다. 처음엔 살짝 시술에 대한 거부감이 있는 편이었는데, 두 번째 만나서는 오히려 먼저 나에게 줄기세포 치료술을 한 번 더 받을 수 없겠냐고 제안하는 게 아닌가. 그렇게 4개월 뒤 또 한 번의 줄기세포 치료가 실시됐고 결과는 사진처럼 대성공이었다.

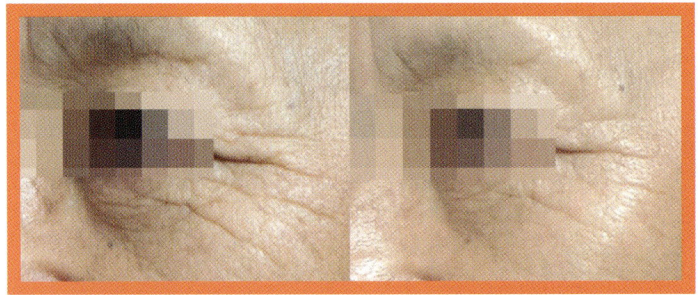

❷ 목주름이 고민이던 여배우

4년 동안 꾸준히 우리 병원에서 피부 관리를 받아온 한 여배우가 어느 날 갑자기 내 방에 찾아오더니 다급하게 도움을 청했다.

"감독님이 저더러 목에 웬 주름이 이렇게 많으냐고 어떻게 좀 해보래요."

얼굴 주름도 아니고 목주름이라니, 얘기를 듣는 순간 멍해졌다. 사실 그때까지 목에는 줄기세포를 주사해 본 적이 없었다. 물론 주름이 생기는 원리야 같으니 치료가 어렵진 않겠지만 부위가 달라서 조금은 신경이 쓰였다. 그래도 우리 병원 단골 환자인데 그냥 보낼 수도 없는 노릇이고 목주름에 대한 수요도 많을 것 같아 치료를 결정했다.

이 환자는 줄기세포 치료를 받은 적이 없었기 때문에 우선 세포 채취부터 시작했다. 그리고 정제 후 목에 4주에 걸쳐 2회 주사 시술을 했다. 줄기세포로 목주름을 치료하는 건 처음이라 효과가 어떻게 나올지 나도 예상할 수가 없었다. 그런데 웬일인가. 얼굴 주름만큼이나 효과가 좋은 것이 아닌가. 게다가 시술도 쉬웠다. 얼굴에 비해 주름의 골이 깊고 뚜렷해 해당 부위가 정확히 보이기 때문이다.

치료 효과가 기대 이상이어서 그 여배우는 한 번 더 치료를 받겠다고 했고 총 2차례 치료가 들어갔다. 얼마 전에도 병원에서 만났는데 이제는 감독한테 주름으로 지적받지 않는다며 해방됐다고 좋아하는 모습에 나도 흐뭇했다. 그 이후 수많은 사람이 목주름의 깊은 골에서 벗어나게 되었다.

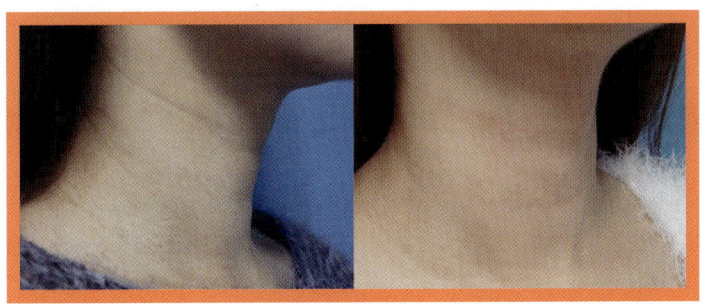

| 사례 2 | 모공과 기미 |

❶ 촬영 앞두고 시술받은 여배우

나도 학창시절 좋아했던 스타가 있었다. 그리고 그 스타를 피부과 의사가 된 후에 직접 내 눈앞에서 만났다. 얼마나 좋았겠는가. 심지어 내게 얼굴을 맡기다니. 쿵쿵 뛰는 마음으로 그녀의 피부 상태를 조심스레 살펴보았는데 기미, 모공, 여드름 등이 문제였다. 사실 다른 병원에서 치료를 받고 있었는데 인상이 바뀌었다며 동료 연예인의 추천으로 우리 병원에 오게 됐다고 했다. 그러면서 당장 촬영이 다음 주라 시간이 없다며 재촉을 해왔다.

그때가 2013년 11월이었다. 줄기세포 주사를 일단 한 번 맞았는데, 한 번의 시술만으로도 기미와 모공뿐 아니라 생각지도 않은 눈 밑 꺼짐, 볼 꺼짐까지 개선됐다. 화들짝 놀란 그녀가 말했다.

"어머! 세포치료 은근히 기분 좋은데요? 역시 좋은 씨앗이 얼굴에 들어가서 싹을 틔우니 봄 처녀가 되네요! 안색이 밝아지고 피부에서 윤이 나니까 정말 비비크림이 필요 없어요. 단언컨대 제 피부는 원장님 작품이에요!"

그 이후로 지금까지 그녀는 연 2회씩 꼬박꼬박 줄기세포 시술을 받으며 지금도 여전히 왕성하게 활동 중이다.

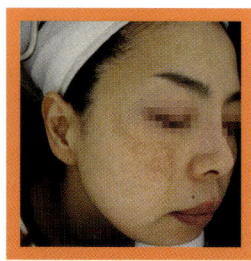
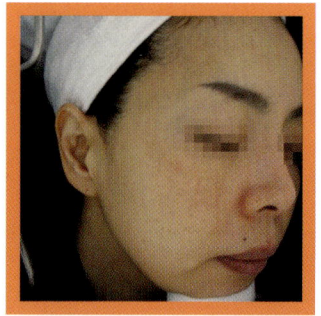

❷ 안색이 밝아진 고민녀

30대 후반의 여성이 다크써클과 칙칙한 안색이 고민이라며 병원에 들어섰다. 그녀는 30대 후반이었는데, 예전의 상큼한 느낌은 온데간데없고 점점 얼굴이 커지고 피곤해 보인다는 것이 고민이었다. 자연스럽고 효과가 오래 지속되는 치료에 대해 고민하다가 결국 이뮤좀 치료를 받기로 했다. 그녀는 치료로 인한 멍과 붓기 등을 걱정했지만 담담하게 치료에 임했다.

3주가 지나자 주변에서 안색이 밝아지고 특히 얼굴이 정리된 느낌이 든다고 말해줬다며 기뻐했다. 두 달이 지나자 다시 시술하기를 원해 2차로 이뮤좀을 하게 되었는데 웬걸, 이건 계단을 또 한 번 오른 듯한 느낌이었다. 얼굴이 밝아지니 마음도 밝아지나 보다. 자신감에 차 있는 당찬 얼굴로 돌아갔을 뿐 아니라 다크써클이 좋아져 피곤하지 않냐던 주변의 말들로부터 해방된 것은 보너스였다.

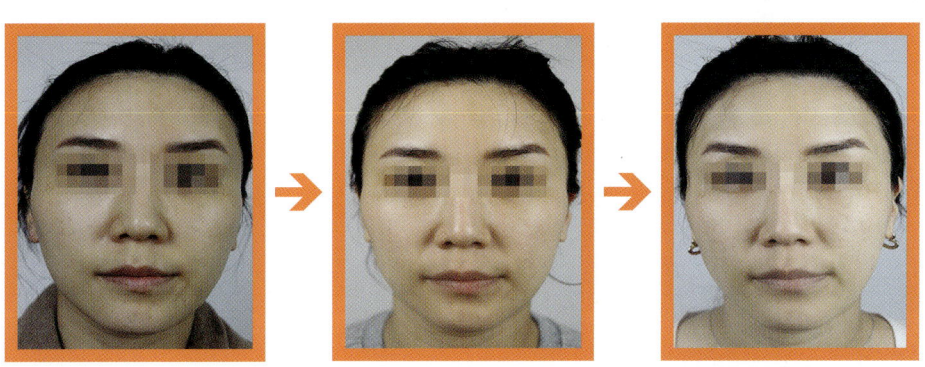

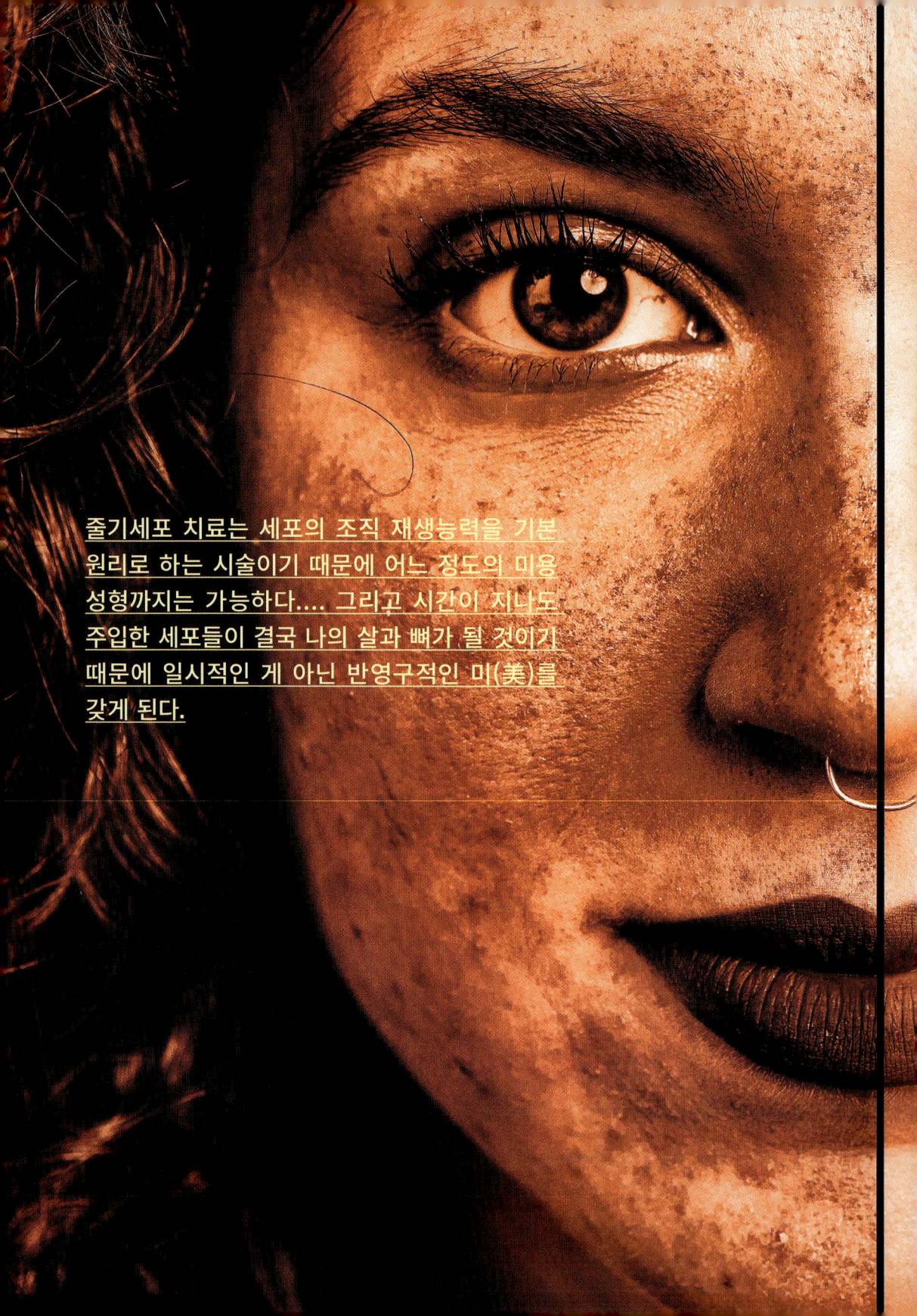

줄기세포 치료는 세포의 조직 재생능력을 기본 원리로 하는 시술이기 때문에 어느 정도의 미용 성형까지는 가능하다.... 그리고 시간이 지나도 주입한 세포들이 결국 나의 살과 뼈가 될 것이기 때문에 일시적인 게 아닌 반영구적인 미(美)를 갖게 된다.

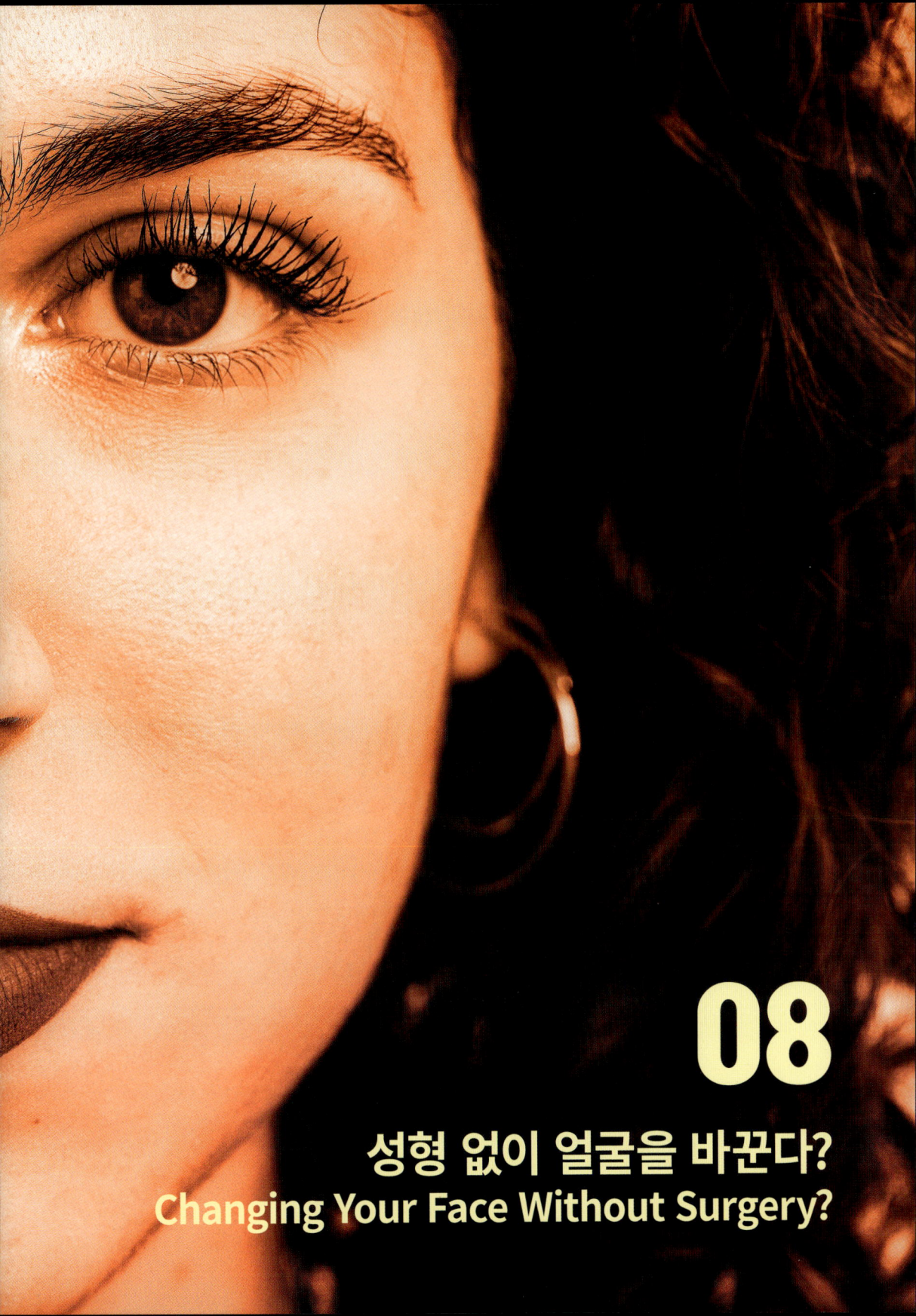

08

성형 없이 얼굴을 바꾼다?
Changing Your Face Without Surgery?

'어? 뭔가 달라졌는데? 뭘 한 거지?'

드라마를 보다 보면 극의 내용보다는 여배우의 얼굴을 보고 딴생각에 빠질 때가 종종 있다. 티 안 나고 자연스럽게 감쪽같이 예뻐지고 싶은 욕구는 사람이라면, 특히 여성이라면 누구나 갖고 있을 것이다. 그렇다고 성형수술을 하자니 안 하느니만 못할까 봐 겁이 나고... 다시 물릴 수도 없으니 또 한 번 망설이다가 그만두기를 여러 번 했던 경험들이 있을 것이다.

줄기세포 치료는 세포의 조직 재생능력을 기본 원리로 하는 시술이기 때문에 어느 정도의 미용성형까지는 가능하다. 더욱이 앞서 말씀드렸다시피 자신의 세포를 이용하기 때문에 기존의 보형물이나 필러를 넣는 것과는 달리 이물감이나 후유증이 없고 자연스럽게 아름다워질 수 있다. 그리고 시간이 지나도 주입한 세포들이 결국 나의 살과 뼈가 될 것이기 때문에 일시적인 게 아닌 반영구적인 미(美)를 갖게 된다.

일명 '세포동안술(라비쎄)'이라 이름 붙인 이 시술은 세포만을 이용해 주사하기 때문에 신체 어느 부위든 간단히 시술이 가능하다. 이마, 코, 턱, 팔자주름, 눈가주름, 미간 주름, 다크써클 등 다양한 부위에 많은 분이 치료를 받고 있다.

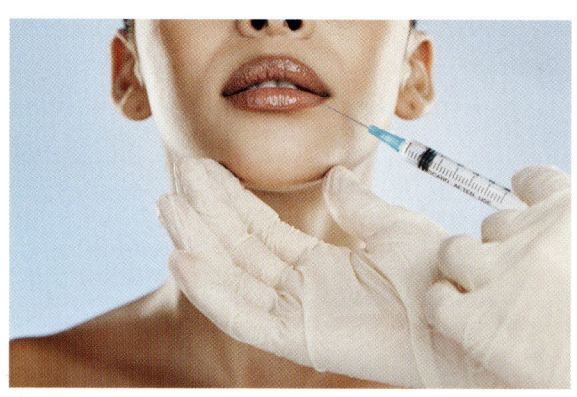

줄기세포 치료효과 ❸
이마, 코, 광대 등 조직 재생을 통한 안면 교정

사례 1   **조직 재생**

❶ 코를 잃을 뻔한 환자

줄기세포 치료를 하면서 '아, 이번 환자에게는 정말 참 다행이다' 싶을 때가 있다. 도저히 사회생활이 불가능했던 환자들의 흉터나 조직을 치료하여 그들의 인생을 바꿔 놓았을 때 말이다. 이 환자도 그랬다. 참 아이러니한 일을 당한 경우다.

제약회사 영업사원으로 수천 개의 필러 제품을 병원에 납품했던 30대 김 씨. 제약회사 직원이니 병원에 아는 사람이 오죽 많겠는가. 한번은 평소 알고 지내던 의사가 필러 시술을 권했다고 한다. 손사래를 치며 거절했지만 결국 못 이기는 척 얼굴을 맡겼다. 자신이 납품했던 필러로 예뻐지는 환자들을 많이 봤기에 눈곱만큼도 걱정하지 않았으리라. 오히려 조금 설렜다고 했다. 그렇게 코에 필러 수술을 받은 후, 돌이킬 수 없는 일이 벌어지고 말았다. 필러 시술 부작용의 당사자가 될 줄이야!

다른 병원에서 필러 시술을 받은 뒤 극심한 통증이 시작됐다고 했다. 염증이 생긴 것 같다며 항생제를 처방해 줬다는데 아무리 기다려도 나을 기미는 보이지 않고 오히려 코 주변 조직이 점점 부어오르며 통증은 더해만 갔단다. 거기서 끝이 아니었다. 서서히 코 주변의 살과 뼈가 무너지기 시작했다. 아차! 필러 과다주입으로 인한 부작용이었다.

필러는 주사기를 이용해 피부 조직에 약물을 직접 주입하기 때문에 시술자의 경험이 매우 중요하다. 피부층에 주입해야 할 필러 용액이 자칫 혈관에 들어가면 혈관을 통해 피부 조직으로 전달되어야 할 산소와 영양 공급이 차단된다. 그러면 통증, 부어오름, 색깔 변화 등이 생기고 산소와 영양을 공급받지 못한 세포와 조직은 점차 죽어가는 괴사의 부작용이 나타난다. 제약회사에서 영업직원을 대상으로 했던 교육이 그제야 생각났다고 했다.

'어떤 브랜드의 필러 제품이라도 1년에 몇 건씩은 부작용 사례가 보고되는데 하필 내가 그 불운의 주인공이 되다니…' 그는 무너져 내리는 얼굴을 들고 영업을 계속해 나갈 수밖에 없었다. 생업을 포기할 수 없어서였다. 극심한 통증과 괴사가 진행되는 중에도 불구하고, 뿔테 안경과 마스크로 얼굴을 가린 채 영업을 했다고 했다.

필러 시술이 잘못되면 3일 이내에 주입했던 필러 용액을 짜내고 손상된 조직을 치료받아야 한다. 하지만 단순 염증이라고 판단하고 항생제만으로 시간을 흘려 버린 탓에 이미 괴사가 시작된 상태였다. 여러 병원에 다니며 알아보니 나중에는 코가 내려앉아 재건 수술을 받아야 한다는 얘기까지 들었다고 한다. 하지만 자가 지방이나 조직이식 수술을 받아 코 모양을 되살려도 흉터는 어쩔 수 없다는 선고를 받기까지 했다.

그 무렵 나도 그를 만났고 단박에 줄기세포로 치료할 수 있다는 생각이 들었다. 조직 재생이 있지 않은가. 줄기세포에는 상처를 치유하는 각종 성장인자가 들어있는데, 염증과 붉은 기를 가라앉히는 것은 물론 괴사한 피부도 재생할 수 있기 때문이다. 보통 괴사한 조직은 다시 살리지 못한다는 게 정설이지만, 나는 줄기세포의 재생 능력을 확신했다. 곧이어 치료를 시작했다.

오른쪽 페이지의 사진을 보라. 믿어지는가? 흉터도 없이 아주 말끔하게 마치 수술을 받은 것보다 더 원래 모습으로 코가 제 형태를 찾아갔다. 그가 줄기세포 치료를 받지 않았다면 결국엔 일을 그만두었을 것이다. 많은 사람을 만나야 하는 영업사원 얼굴이 보기 흉하게 변해 버렸는데 어느 누가 반기겠는가? 그가 치료 후, 직접 쓴 후기를 보면 이렇다.

"줄기세포가 새 삶을 찾아줬다. 돌이켜보면 처음 필러 시술을 받은 것부터 세포치료로 얼굴을 다시 찾기까지, 인생에서 가장 큰 경험이었다. 부정적인 생각이 깊어져 삶을 버릴 생각까지 했으니까. 일을 할 수 있을지 없을지 갈림길에 선 내게 새 삶이 주어진 것이나 다름없다. 줄기세포가 찾아준 제2의 인생이기에 더욱 열심히 살고 있다."

제8장
성형 없이 얼굴을 바꾼다?

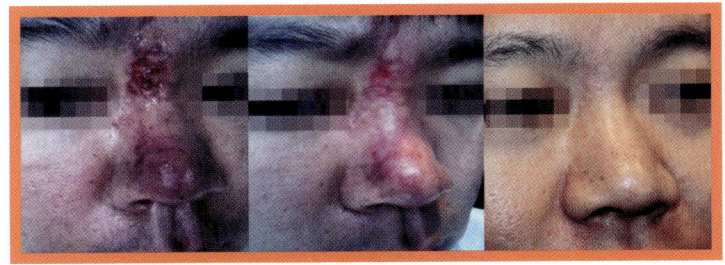

사례 2   이미지 변신

❶ 나이를 거꾸로 먹는 피부과 의사

2009년 6월, 당시 60대였던 모 기업 회장님이 줄기세포 치료를 받은 후 내게 이런 말씀을 했다.

"박 원장은 줄기세포 치료받았어요?"

"아직이요."

"아니, 이 좋은 걸 왜 여태 안 했어? 내가 그 나이면 당장 했겠구먼. 나 젊었을 땐 왜 이런 획기적인 치료법이 없었을까."

그동안 연구한답시고 차일피일 미루던 줄기세포 시술을 받기로 결심했다. 그런데 막상 수술대 위에 누우니 너무 떨리는 게 아닌가. 심지어 무섭기까지 했다. 환자들이 왜 그토록 수술장에서 무섭다고 하는지 그 심정이 이해가 갔다. 그 후부터는 수술대에 누운 환자들에게 걱정하지 말라고 손잡아 주는 습관이 생겼다.

어쨌든 나도 그렇게 시술을 받았다. 다음 사진을 보라. 변한 내 얼굴이 느껴지는가. 지금 봐도 난 지금 더 어려졌다. 제2의 인간으로 다시 태어난 기분이다. 줄기세포 주사를 맞고 3개월 정도 지나니, 친구들과 환자들이 요즘 뭘 하기에 이렇게 갈수록 어

79

려지느냐고 물어왔다. 나이를 거꾸로 먹는 거냐고… 그런 얘기를 들으니 '아, 내가 환자들 얼굴에 관심 있는 만큼 환자들도 내 얼굴에 관심이 있구나' 하는 생각이 들었다. 그 뒤로 꾸준히 1년에 몇 차례는 세포주사 치료를 받으며 틈틈이 줄기세포 배양액을 이용한 관리를 받고 있다.

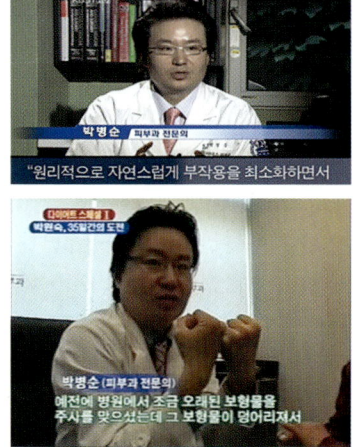
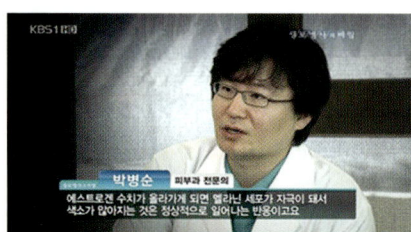
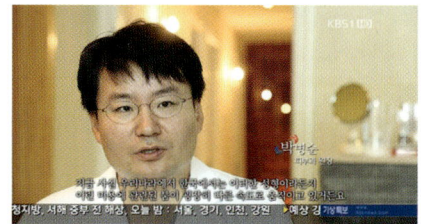

❷ 매번 이미지 달라야 하는 주연배우

이미지 변신하면 이들을 따를 수가 없다. 바로 배우들이다. 작품마다, 맡은 역할마다, 새 얼굴, 새 느낌을 창조해 내야 하는 이들이니 말이다. 같은 얼굴로 다른 느낌 내기가 어디 쉬운 일인가. 여자들은 화장이라도 하지, 남자들은 더더욱 어렵다. 이럴 때도 줄기세포가 짜잔, 그 어려운 역할을 해낸다.

40대 중반 남성인 한 주연배우가 있다. 2011년부터 우리 병원에서 꾸준히 피부 관리를 받아왔는데, 작품의 극 중 역할에 따라 이미지 변신을 매우 잘 해내던 배우였다. 사실 인상이라는 게 컴퓨터 포토샵을 해본 분들은 알겠지만 아주 작은 부분만 살짝 건드려도 확 바뀐다. 스마트폰 애플리케이션도 있지 않은가. 웃는 얼굴, 화난 얼굴, 슬픈 얼굴 만들기가 그리 어렵지 않다. 눈만 조금, 입술만 조금 올리고 내리면 인상이 매우 달라진다. 그 배우에게도 작품 활동을 할 때마다 줄기세포로 약간의 터

치만 하고 있다. 작품에 따라 살짝살짝 이미지 변신에 성공했다며 감사의 인사를 전해올 때 의사로서 참 뿌듯하다.

그래서 최근에는 연예기획사와도 함께 일하고 있다. 입소문이 나서 연예인 지망생 15명을 한꺼번에 치료한 적도 있다. 나아진 인상을 십분 활용해 연예인으로서 활발히 활동하는 스타 환자들의 모습은 언제 봐도 인상적이다.

❸ 코, 턱 세우는 미용성형

성형(成形). 외과적(外科的) 수단으로 신체의 어떤 부분을 고치거나 만듦.

사전에 정의된 성형수술의 정의다. 그런데 꼭 성형수술로만 신체를 고치거나 만들 수 있을까. 앞서서 코를 다시 세우고 이미지 변신한 사례들을 말씀드렸다. 다시 말해, 줄기세포 치료로도 성형이 어느 정도 가능하다는 얘기다.

성형에 관심 있을 나이인 25세 한 여성이 2013년 어느 가을날 내게 찾아왔다. 자신의 낮은 콧대와 매부리코가 콤플렉스라고 말하며 고칠 수 없겠냐는 것이었다.

동안의 얼굴을 갖고 싶은데 코가 영 마음에 들지 않는 듯했다. 콧대를 세우고는 싶은데 선뜻 성형할 엄두는 나지 않고, 인위적인 모습이 될까 봐 두려운 마음에 줄기세포 치료를 알게 됐다고 했다. 줄기세포 주사 시술에 들어갔다. 그런데 놀라지 마시라. 여러 번도 아니고 단 한 번의 주사로 그녀는 자기 코에 만족하고 돌아갔다.

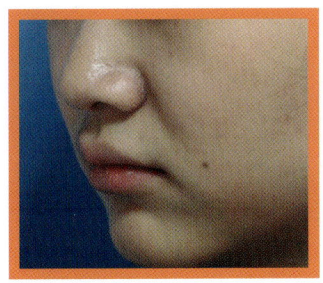
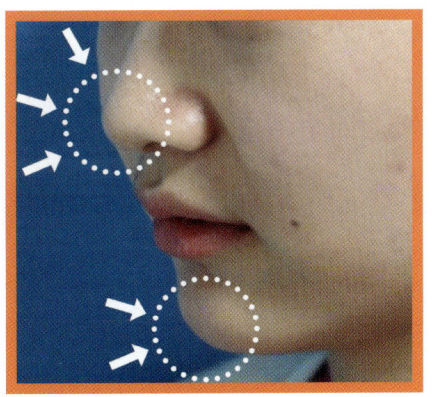

09
잔디 머리가 가능하다?
Is Grass-like Hair Possible?

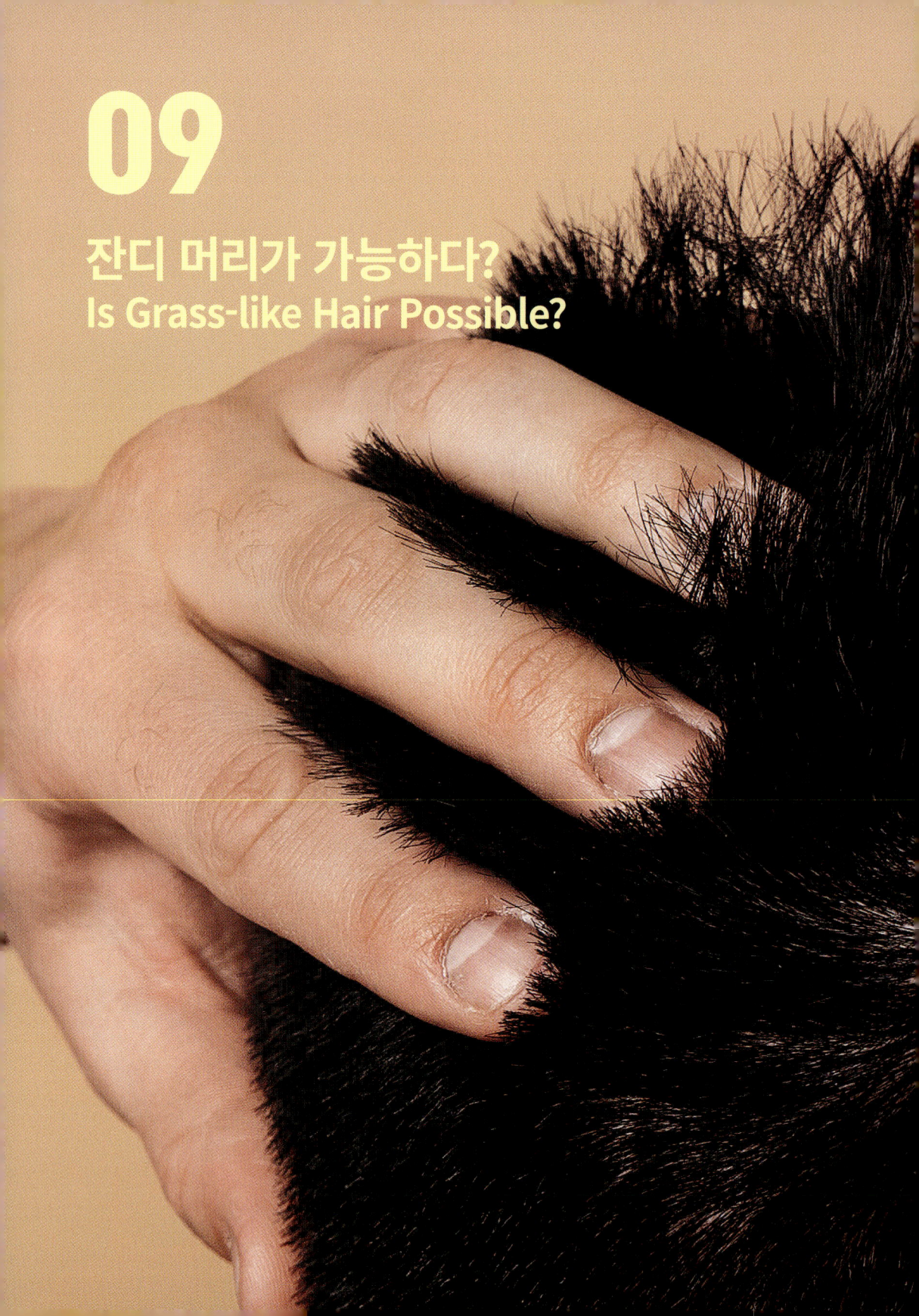

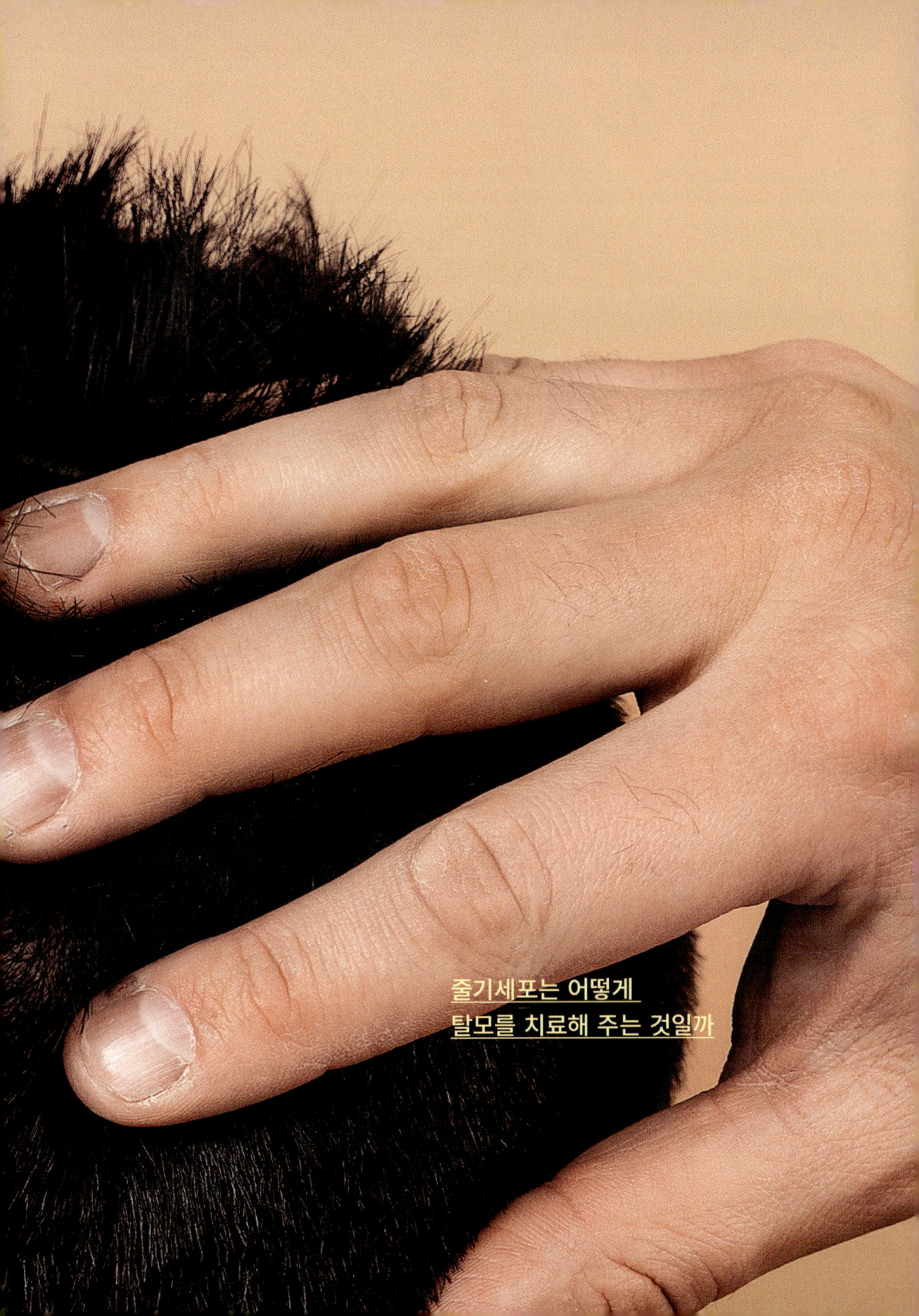

줄기세포는 어떻게
탈모를 치료해 주는 것일까

모발의 구조

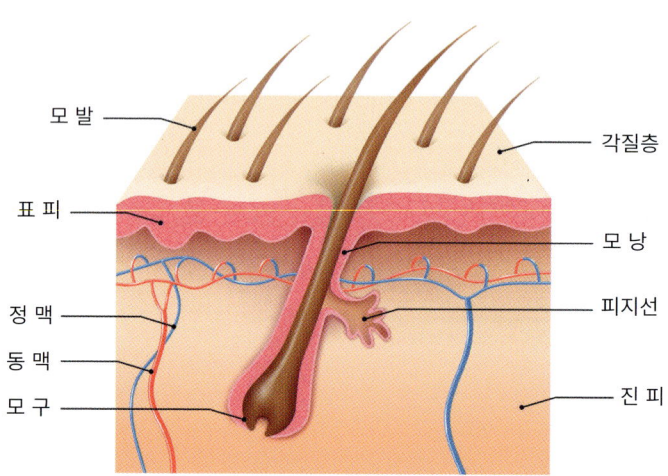

모발의 성장주기

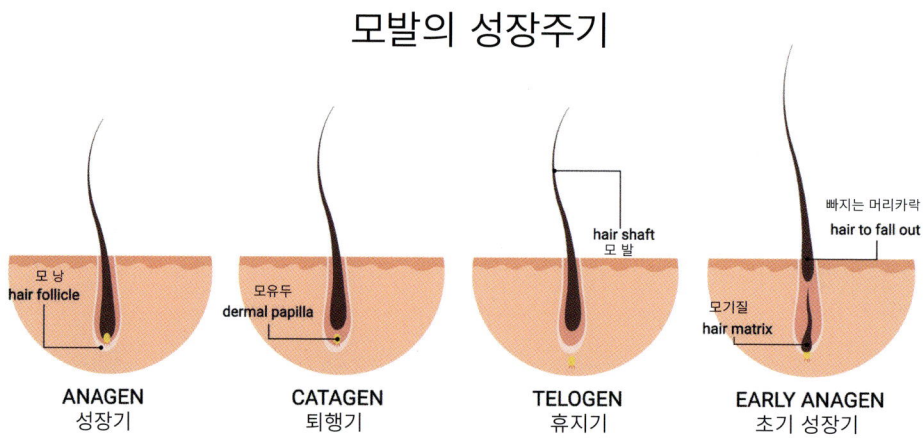

제9장
잔디 머리가 가능하다?

탈모의 경우에도 줄기세포를 통해 모발의 굵기와 수를 증가시킬 수 있다. 줄기세포를 두피에 주입하면 두피 환경이 개선되면서 두피가 건강해지고 모낭세포가 빨리 자라 모발 수가 증가하는 효과가 나타난다.

사실 '탈모'하면 남성들의 전유물이라 생각하기 쉬운데, 실제로 많은 여성분이 속앓이하고 있다. 남성들이야 모발 이식도 하고 먹는 약도 있다지만, 여성 탈모의 경우는 뚜렷한 치료법이 없는 게 현실이다.

여성 탈모는 크게 3가지로 나눠볼 수가 있는데, 여성형 탈모·휴지기성 탈모·원형 탈모다. 여성형 탈모는 정수리 쪽의 모발이 가늘어지면서 빠지는 게 특징이며 주로 가족력이 있는 경우가 많다. 유전이라는 얘기다. 휴지기성 탈모는 출산이나 수술 등 큰 스트레스를 받았을 때 나타나는 경우가 많은데 머리 전반에 걸쳐 숱이 적어진다. 원형 탈모는 말 그대로 동그랗게 부분적으로 머리가 빠지는 것을 말한다. 이런 탈모에 줄기세포 치료법이 왜 효과적인 걸까. 그걸 알려면 먼저 모발의 일대기부터 알아야 한다.

머리의 피부 즉 두피에는 '모낭'이라는 털을 만드는 기관이 있는데 일명 털주머니, 털집이라고도 불린다. 이 모낭은 엄마 뱃속에서 만들어지고 태어난 이후에는 더 생기지 않는다. 우리의 머리숱은 이미 엄마 뱃속에서 결정되는 것이다. 아기들 어렸을 때 머리숱 늘이겠다고 제아무리 머리를 밀어본들 전혀 소용이 없다는 뜻이다.

머리를 비롯해 팔, 다리의 털까지 모두 합치면 우리 몸의 총 모낭 수는 약 5백만 개 정도 된다. 충청남북도에 대전 인구수를 합친 정도로 수많은 털이 빼곡하게 우리 몸을 뒤덮고 있는 셈이다. 그중에서 약 1백만 개가 두피에 몰려 있다. 대전 인구수만큼의 머리카락이 이 작은 머리에서 바글바글 자라고 있다. 이렇게 셀 수 없이 많은 털은 모두 성장기와 쇠퇴기를 겪으며 자란다. 그 주기가 대략 3~4년 된다고 하니, 우리가 평생 살면서 사계절을 80여 번 겪는 동안 우리 몸의 털들은 약 30여 번 빠졌다 자라기를 반복한다.

모발은 하루에 0.35mm 정도 자라며 한 달로 치면 약 1cm 성장하는 것으로 알려져 있다. 또 낮보다는 밤에, 가을·겨울보다는 봄·여름에 더 빨리 자란다. 이렇게 머리카락이 한참 자라다가 몇 년이 지나면 퇴행기에 접어든다. 모낭의 퇴행기는 보통 3~6주 정도 되는데 이때 모낭이 분해된다. 전체 두피의 모낭 중 약 1~3%가 퇴행기에 있다. 퇴행기 이후 모낭이 활동하지 않는 시기를 휴지기라고 하는데, 보통 3~4개월 정도 된다. 머리를 감고 난 뒤나 자고 일어났을 때 빠져 있는 머리카락들은 대부분 휴지기에 접어든 것들이다. 전체 두피 모낭의 약 6~10% 정도가 휴지기 상태다. 이 휴지기가 지나면 모낭의 바닥에서부터 다시 새로운 성장기가 시작된다.

마치 우리가 사계절을 지나듯 모발도 성장기, 퇴행기, 휴지기를 거치며 성장한다. 이 주기대로 머리카락이 잘 자라주면 얼마나 좋을까. 그런데 여러 환경적 요인으로 인해 이 사이클이 제대로 돌지 못하는 경우가 있는데, 이럴 때 탈모가 온다.

보통 우리의 머리카락은 하루에 80~100개 정도 빠지는 게 정상이다. 하지만 100개 이상으로 많이 빠지면 탈모를 의심해 볼 필요가 있다. 모낭의 주기 때문에 기본적으로 머리카락의 85%는 매일 성장하고 나머지 15%는 성장을 멈춘 상태인데, 탈모가 시작되면 이 성장을 멈춘 머리카락의 비율이 점점 늘어나게 된다. 그래서 머리가 우수수 빠지게 되는 것이다. 탈모는 보통 모발이 가늘어지고, 쉽게 끊어지는 등의 증상으로 시작된다. 또한 두피에 각질이 말라붙어 생기는 비늘인 비듬이 늘기도 한다.

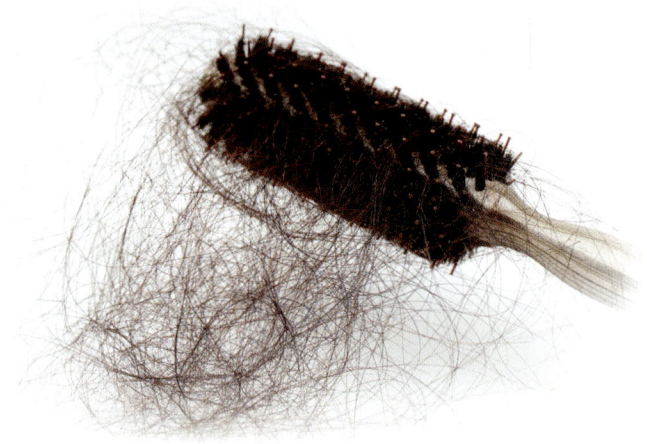

줄기세포 치료효과 ❹
모발 굵기와 수 증가

그럼, 줄기세포는 어떻게 탈모를 치료해 주는 것일까.

첫 번째, 모낭세포의 증식을 촉진하고, 모낭의 주기를 변화시켜 휴지기를 빨리 끝냄과 동시에 성장기에 들어가도록 돕는다. 또 모발을 만드는 모유두세포를 보호해 퇴행성 모발을 생장기 모발로 변화시키고, 외부의 유해환경에 버틸 수 있도록 모발을 튼튼히 만들어 준다. 이러한 모든 상호작용을 통해 탈모를 근본적으로 치료한다.

2005년 1월부터 2008년 7월까지 강북삼성병원 김원석 교수팀과 함께 탈모 환자 1,971명을 조사했는데, 이 중 43명의 남성형 탈모 환자를 대상으로 줄기세포 모발 재생 치료기술을 연구한 적이 있다. 그 결과 고령의 환자에 비해 젊은 층 환자(41세 이전)가 더욱 모발의 밀도 및 굵기(밀도 43%, 굵기 3% 개선)가 좋아졌다. 젊을수록, 탈모를 조기에 치료할수록 그 효과가 더욱 커짐을 알 수 있는 결과다.

또 2012년 1월부터 10월까지 셀파크 피부과, 서울대학교병원, 동국대 의대가 함께 여성형 탈모 환자 27명을 대상으로 한 실험에서도 줄기세포 치료 후 모발의 수와 굵기가 좋아졌음이 드러났다. 석 달 동안 줄기세포 배양액(현 NGAL)을 12회 두피에 주사했더니, 단위면적 당 모발의 수가 105.4개/cm^2에서 122.7개/cm^2로 증가했으며, 굵기 또한 57.5㎛에서 64.0㎛으로 굵어졌다.

이 연구(여성형 탈모에서 줄기세포 배양액의 임상적 사용: 서울의대, 동국의대 공저)는 전 세계 최초로 줄기세포의 탈모 치료 가능성을 밝힌 논문으로 2015년도 국제 피부과학회지(International Journal of Dermatology)에 실렸으며, 직후 2007년 일본을 시작으로 최근에는 미국, 중국, 중동, 멕시코 등에까지 널리 알려져 탈모 치료법으로 활용되고 있다. 현재 일본에서는 일본모발재생학회를 통해 도쿄 등 약 300여 개 병원에서 이 탈모 치료법을 시술 중이다.

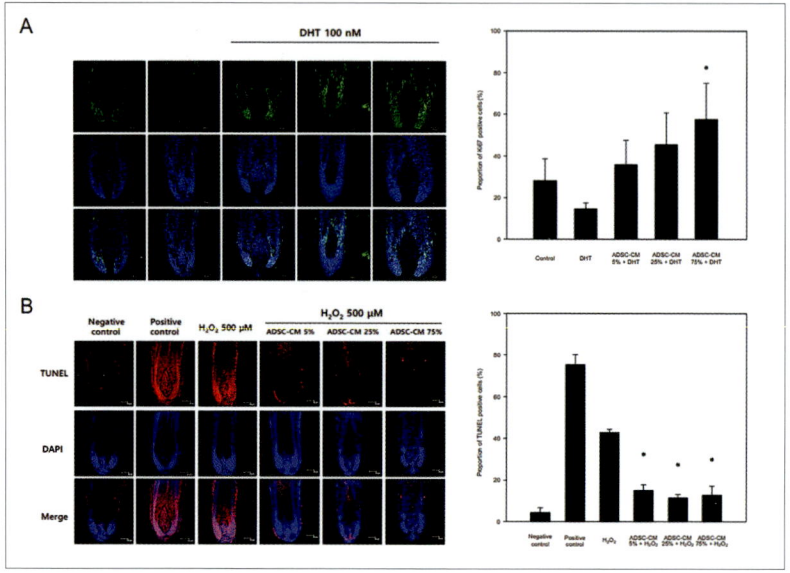

줄기세포를 처리하면 모낭으로 활성 산호 (ROS)
또는 남성호르몬 (DHT)으로 부터 보호하는 효과가 있다는 것을 보여주는 사진 (출판목록 논문 3번)

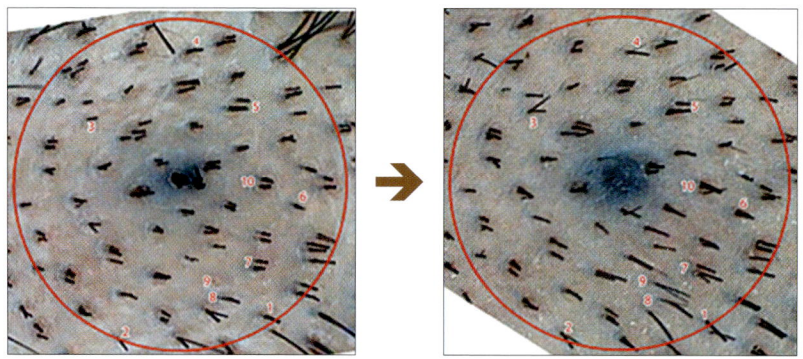

탈모 환자에서 1cm 지름의 원 내 모발 개수 분석을 해보면 12주 치료 전 후에 모발 개수가 증가함을 보여준다.
빨간 숫자는 숫자가 증가한 모발의 번호를 나타낸다.

| 사례 1 | 여성 탈모 |

❶ 출산 후 휴지기성 탈모

2015년 한 방송사와 함께 영화배우 K 씨의 탈모 치료에 대해 방송한 적이 있다. 그녀는 높고 각진 남성적인 헤어라인과 정수리의 가늘어진 모발로 인해 선명해진 가르마가 문제였다. 임신과 출산 이후, 휴지기 탈모가 진행된 상태였다. 이런 탈모의 경우 대개는 6개월 이내에 호전되는 경우가 많은데 오래 지속된다면 원인을 파악하고 치료를 해야 한다.

K씨와 같은 휴지기성 탈모는 모발이 계속 겨울 상태에 머무르고 있는 걸 말한다. 봄이 와야 싹도 나고 쭉쭉 자랄 텐데 말이다. 그래서 K 씨에게는 모발에 봄이 오도록 하는 치료법을 시행했다.

일명 '탈모인의 호프(Hope)'라 불리는 HORP® 치료는 인체 친화적이면서도 획기적인 치료법이다. 시술 시간이 30~60분에 불과해 바쁜 직장인들이 점심시간에 짬을 내서 치료받을 수도 있어 인기가 아주 좋다. K 씨의 경우 두 달 동안 총 10회에 걸친 줄기세포 치료를 진행했다. HORP® 시술을 진행한 지 2개월. 줄기세포에서 추출한 성장인자들은 K 씨의 두피에 어떤 기적을 가져 왔을까.

머리가 빠져 이마 앞부분 헤어라인이 텅 비어 있었는데 그 부분에 점차 잔털이 자라면서 각이 졌던 이마는 동그스름하게 변하기 시작했다. 모발이 숭숭 빠져 있던 곳에서 촘촘히 자라기 시작하더니 이내 새로 자란 머리카락들이 점점 굵어졌다.

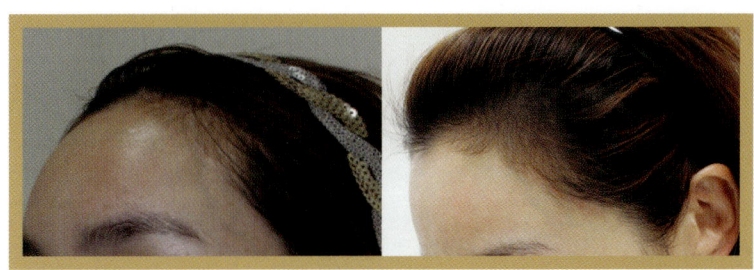

현재는 애교머리까지 자라 동안 헤어라인이 되었으며, 정수리 부분의 가르마도 탈모가 있었는지 모를 만큼 호전되었다. 머리가 자라니까 얼굴이 더 작아 보인다고 지인들이 칭찬을 한단다.

자신이 직접 겪어보고는 HORP® 치료 홍보대사가 돼버린 배우 K 씨는 "피부가 예민해서 다른 치료 받기가 힘들었는데 참 좋다"며 "미인의 조건인 동그란 이마를 갖고 싶은 사람은 필수"라고 얘기하고 다닌다고…

❷ 60대 여성의 전형적인 여성형 탈모

서두에 여성의 탈모 중 하나인 여성형 탈모는 가족력 즉, 유전의 영향을 많이 받는다고 설명했다. 이러한 여성형 탈모는 정수리 쪽의 모발이 가늘어지면서 빠지는 게 특징이다. 대부분의 중년 여성들이 이에 해당한다. 자꾸 정수리 머리가 가라앉아서 파마로 부풀리든, 부분 가발을 쓰는 게 다 그 이유 아닌가. 사실 이런 여성형 탈모는 스트레스에도 민감하다.

어느 날 한 60대 중반의 여성 탈모 환자가 찾아왔다. 어느 정도 탈모가 시작된 단계였는데, 며느리가 속을 썩이는 바람에 1년 전부터 확 빠지기 시작했단다. 속만 끙끙 앓다가 결국 지인 소개로 왔다며 부끄러워하셨다.

탈모 치료는 일단 마음을 편히 갖는 것부터 시작한다. 우선 편안히 마음 놓게 해드린 후, 치료에 들어갔다. 연세가 있으셔서 빨리 효과를 볼 수 있으려나 조금 걱정을 했는데 불과 석 달 만에 새 머리카락이 자라는 게 아닌가.

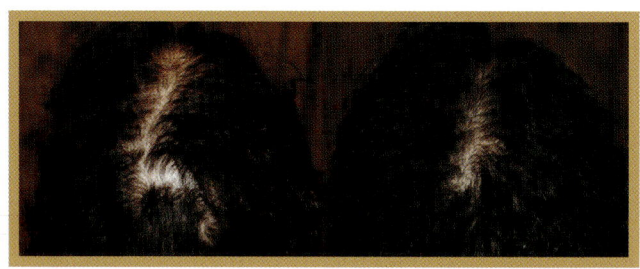

꾸준히 치료를 받으며 자신감을 조금씩 가져가는 한편 마음을 편히 먹고자 스스로 심신을 다스리려고 노력한 환자의 자세 덕에 효과가 더욱 빨랐던 것 같다.

치료 몇 달 후 그녀는 한 이웃을 만났는데 "가발 하셨어요?"라는 말을 들었다며 그 길로 병원에 와서 자랑하셨다. 나도 덩달아 기쁘고 보람이 됐다.

❸ 원형 탈모

어느 날 목동의 H백화점 인근에서 치과의원을 운영하던 친한 원장에게서 전화가 왔다. 현재 자기와 함께 일하는 의사가 최근 스트레스 때문에 갑자기 원형 탈모가 심해졌으니 뭔가 대책이 필요하다는 것이었다.

그런데 웬걸, 치료가 시작된 후에도 계속 그 범위가 넓어지고 새로운 탈모반이 나타나는 것이 아닌가? 당연히 스트레스 요인이 해결되지 않으니 그럴 수밖에 없었다. 그래서 기본적인 치료에 HORP®치료와 레이저 치료를 병행했다. 처음엔 반응이 없던 머리카락이 슬슬 반응하기 시작했다. 역시 전환점을 넘기는 것이 중요하다.

치료 후 그 치과의사는 탈모도 탈모지만 스트레스 요인까지 해결되어 너무 기쁘다며 매우 고마워했다. 역시 만병의 근원은 마음에서 비롯된다.

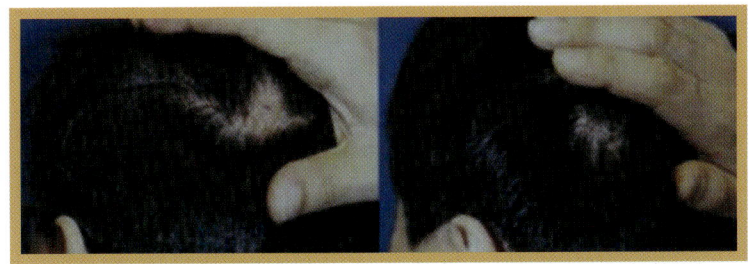

사례 2 남성 탈모

❶ 중년이 된 원조 아이돌 K씨

2008년부터 나와 인연을 지속해 가고 있는 원조 아이돌 K 씨가 어느 날 피부에 이어 탈모를 치료해 달라고 SOS를 쳤다. 마흔을 향해 가는 나이인지라 탈모를 피할 수 없었던 것. 피부는 관리하면 좋아지지만, 탈모는 관리가 쉽지 않다. 일반인들도 탈모 스트레스가 많은데 하물며 연예인은 오죽하랴. 해가 갈수록 심해지는 탈모 때문에 그는 신경까지 날카로워져 있었다. 그는 점점 이마가 넓어지는 남성형 탈모를 앓고 있는 데다가 당시 스트레스로 인한 원형 탈모까지 진행되고 있었다.

HORP® 치료로 줄기세포 분비인자 치료에 신뢰가 생긴 K씨는 좀 더 확실한 치료 효과를 위해 2012년에는 세포치료도 병행했다. 총 9회에 걸쳐 치료가 들어갔는데 3회 때부터 효과가 나오면서 만족감을 내비쳤다.

그는 현재까지도 꾸준히 치료를 받고 있는데, 최근에는 새로운 치료 부위를 요청해왔다. 바로 눈썹이다. 왜 눈썹이 고민이냐고 물었더니, 나이가 들면서 눈썹이 자꾸 빠지고 옅어지고 있어 속상하다는 것이다. 그런데 눈썹 문신은 분명 부자연스러울 것 같아 주저한다고 했다. 머리에 맞는 HORP® 성분을 눈썹에 하면 어떻겠냐고 문의해 온 것이다. 과연 될까? 나 역시도 궁금했다. 같은 원리이니 되겠다 싶어 치료를 진행했고, 두피보다 훨씬 단시간에 호전이 되는 게 아닌가. 그랬더니 방송국 메이크업 담당자가 눈썹이 갑자기 진해졌다며 뭘 하였는지 물어보았다고 한다. 여전히 20대와 같은 건강한 체력과 외모를 자랑하는데 나도 내심 참 부럽다.

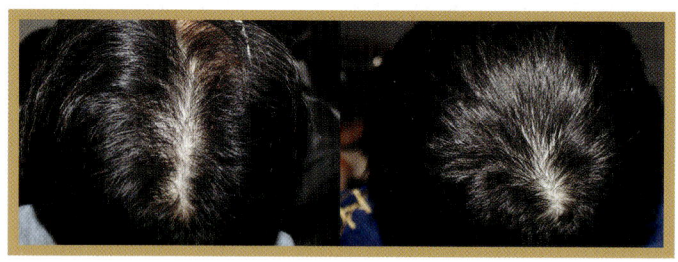

❷ 대머리 총각 내 친구

죽마고우를 만나면 10년이 지나든 20년이 지나든 언제나 친구는 옛 모습 그대로인 것 같다. 노년기에 오랜만에 만난 소꿉친구를 보며 '와 너는 예전 그대로구나'라고 말하는 어르신들의 이야기가 남 일 같지 않은 나이가 되고 있다. 하지만 간혹 옛 모습과 너무 다르게 변한 친구들을 만날 때가 있다. 가령 머리숱이 확 빠져 버린 친구들을 보면 가끔 흠칫 놀라곤 한다. 고등학교 동창인 내 친구도 그랬다. 머리가 너무 훵해서 또래보다 10살은 많아 보였다. 이 친구를 도저히 그대로 둘 수 없었다. 대머리 총각을 살려내야 한다!

남성형 탈모는 남성호르몬의 영향이 너무 강력해서 치료가 쉽지 않은 게 사실이다. 호르몬 치료가 병행되어야 하지만 우선 급한 대로 모발 이식 수술만 2번 진행했다. 탈모가 너무 심한 상태라 효과에 대해 많이 장담할 수는 없는 상황이었다. 그렇게 16개월 후, 결과는 기대 이상이었다. 친구도 내 치료술에 놀라며 그동안 탈모를 치료하려 별짓을 다 해보다 포기한 상태였다며 엄지손가락을 치켜드는 게 아닌가. 이왕 이렇게 된 거, 이 대머리 총각을 백마 탄 왕자로 만들어 보자고 다짐했다. 그 후 모발 재생치료까지 추가로 진행해 이제 그의 머리는 새봄 맞은 잔디처럼 풍성해졌다.

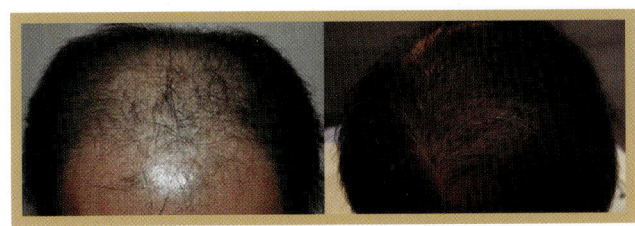

❸ 결혼하고 싶어요

호리호리하니 키도 크고 훈남인 30대 한 청년. 모든 게 완벽한 외모인데 한 가지 아쉬운 점, 바로 탈모다. 결혼적령기가 되자 그는 고민에 빠졌다. 수줍게 찾아와 탈모 치료에 대해 상담하던 그 청년의 모습이 몇 년 지난 지금도 눈에 선하다.

단순히 줄기세포 치료만으로는 역부족이었다. 좀 더 눈에 띄는 효과를 보기 위해 모발 이식을 진행하기로 했다. 15개월에 걸쳐 치료를 진행하였다.

먼저 3,000가닥의 머리카락을 심어주고 그 머리카락이 잘 자랄 수 있게 HORP® 치료법을 20번 진행했다.

15개월의 치료가 막바지에 이르렀을 때 진지하게 만나는 아가씨가 있다고 얘기하는 게 아닌가. 우리 병원 모든 직원이 진심으로 기뻐했던 기억이 난다. 지금은 유부남이 되어 풍성한 머리숱만큼이나 행복하다고 한다.

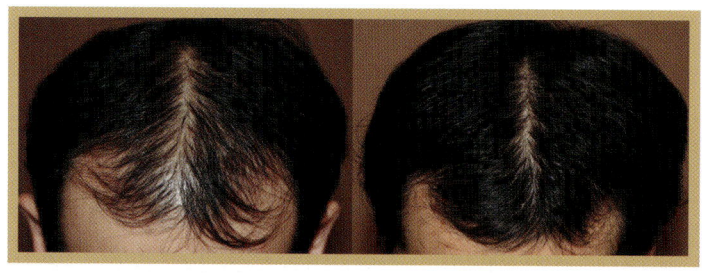

❹ 항암 치료 후 탈모

 의료기술이 발달하면서 일부 암이 정복되는 시대가 되고 있다. 하지만 항암 치료 후 탈모를 호소하는 사람들이 많아지고 있다. 10여 년 전에 고환암으로 치료를 받고 완치되었으나, 항암 치료로 인해 머리가 가늘어진 30대 후반의 남자 환자가 있었다. 사실 항암 치료를 받게 되면 치료 중 모발이 탈락하고 결국에는 모낭의 줄기세포 볼륨을 줄이므로 모발이 가늘어진다는 것은 의학계에 잘 알려진 사실이다. 따라서 HORP® 치료를 꾸준히 해주면, 유전에 따른 탈모와 비교해 훨씬 더 효과가 두드러지곤 한다.

 이 환자 역시 유전 요인이 아닌 항암 치료에 의한 증상이라 판단돼 치료 효과가 좋으리라 생각했다. 줄기세포 성장인자를 두피에 투여해주자 모공과 모발에 좋은 영양 성분이 전달되며 효과가 급격하게 개선되는 것이 확인되었다.

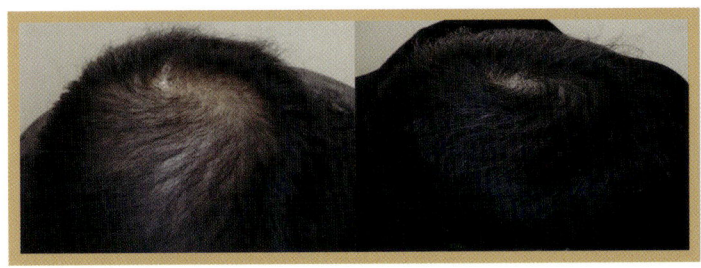

10
줄기세포를 편리하게 이용해보자!
Let's Make Practical Use of Stem Cells!

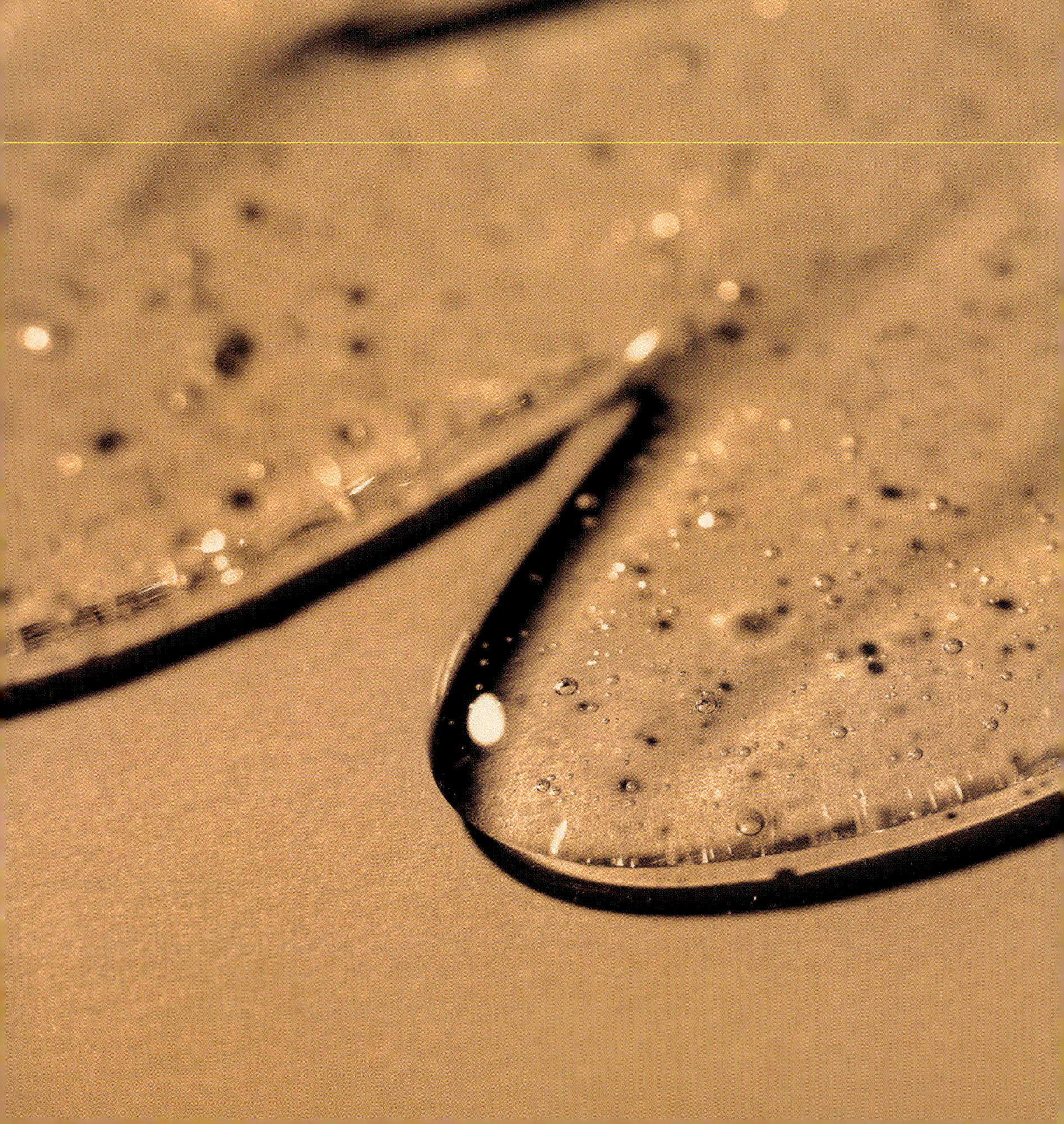

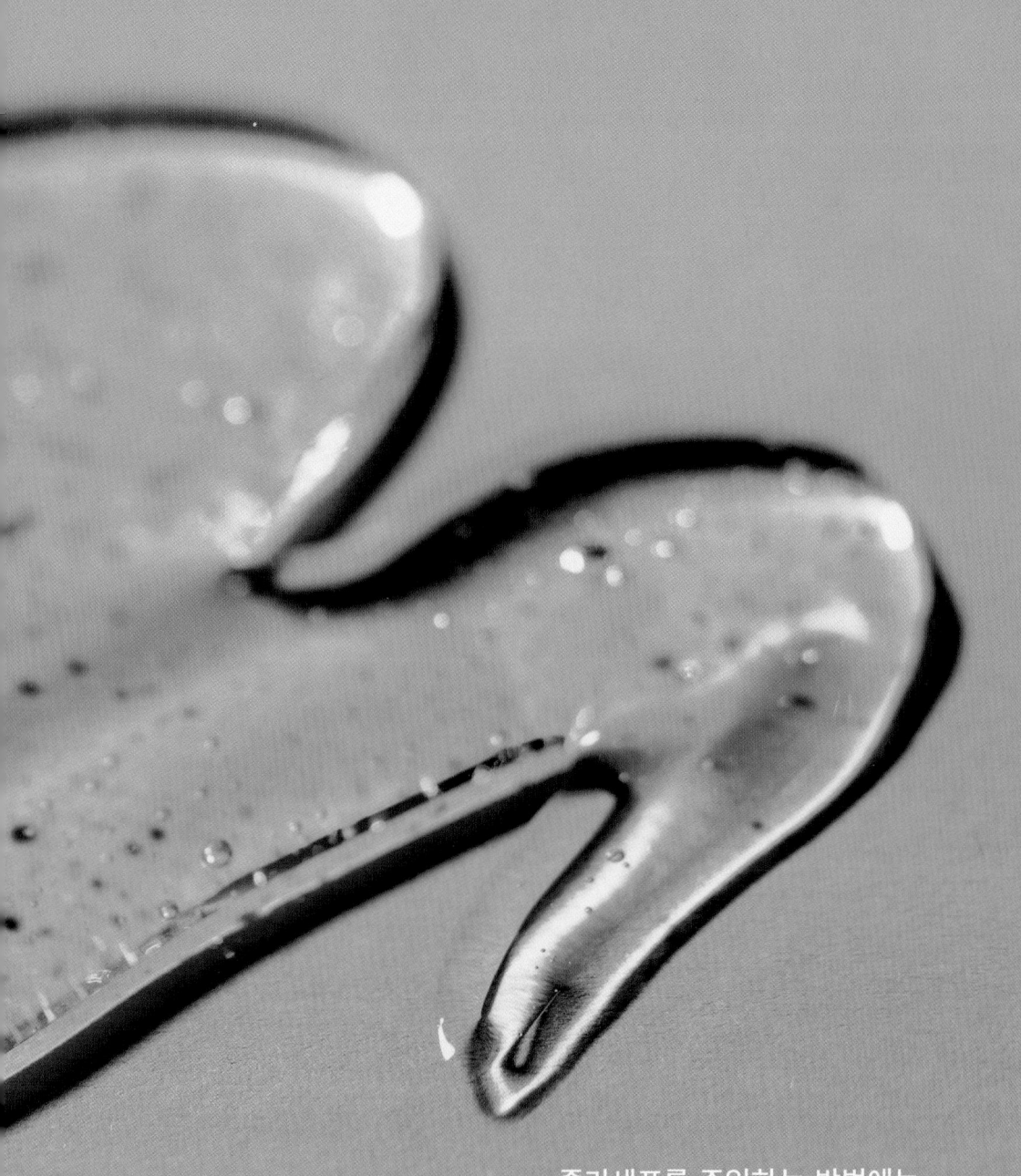

줄기세포를 주입하는 방법에는
주사와 분비인자를 바르는 것이 있다.
그렇다면 두 가지 방법의
효과 차이는 어떨까?

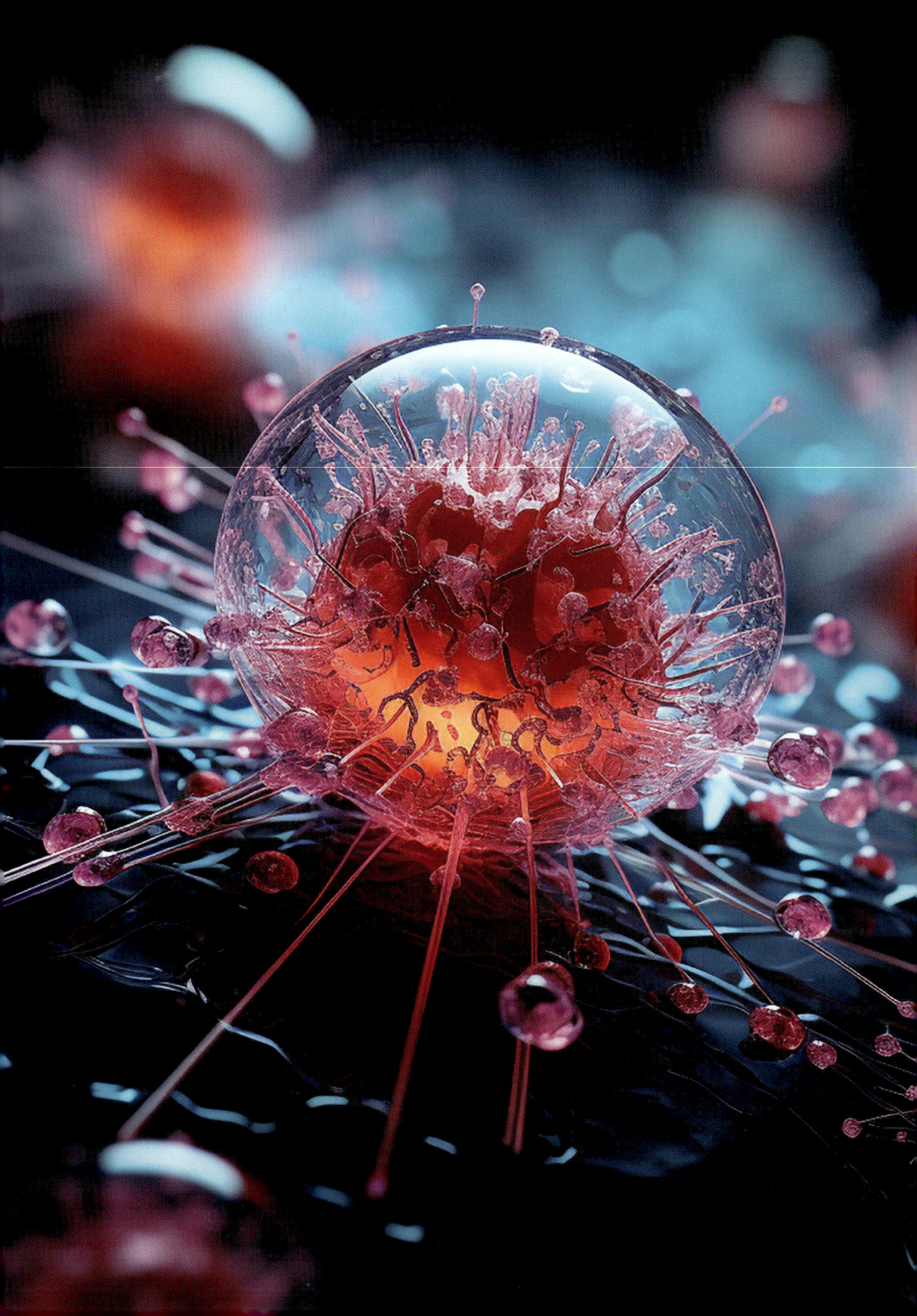

줄기세포는 어떻게 작동하는가?

내가 처음 줄기세포 연구를 시작할 무렵, 줄기세포의 여러 효과가 밝혀지면서 뒤이어 줄기세포가 어떤 물질을 분비하는지에 대한 실험들이 이어졌다. 줄기세포의 효과와 줄기세포 분비인자의 효과가 어떻게 차이 나는지에 대한 확인 작업이었다.

줄기세포를 주입하는 방법에는 주사와 분비인자를 바르는 것이 있다. 물론 효과를 가장 확실히 보려면 원하는 부위에 피부 깊숙이 직접 투입하는 주사가 최선의 방법이긴 하다. 하지만 얼굴에 주사를 맞는다는 걸 두려워하는 환자들이 많다. 따끔한 통증도 감수해야 하며 비용도 저렴하진 않다. 이에 비해 분비인자를 바르는 방법은 더 쉽고 환자 입장에서 편안하고 경제적일 수 있다. 그렇다면 두 가지 방법의 효과 차이는 어떨까? 그래서 나는 2004년에 줄기세포의 간접 작용에 대한 연구에 바로 돌입했다.

2005년 한 실험을 진행했다. 줄기세포를 주사할 때와 줄기세포 배양액 분비인자를 바를 때, 각각의 효과가 얼마나 큰 차이를 보일지 궁금했다. 만약 이 실험에서 별 차이가 없다면 이를 대중화할 수 있는 희망이 생기는 거였다. 그런데 놀랍게도 피부의 콜라겐 형성에 있어 둘의 차이가 별로 없는 게 아닌가! 줄기세포만을 주입하든, 줄기세포가 분비한 물질을 주입하든 똑같다는 얘기다. 줄기세포를 주사했을 때와 줄기세포 분비인자를 활용할 때 모두 피부의 콜라겐이 약 5배씩 증가함을 밝혀냈다.

이 연구결과는 매우 고무적이었다. 굳이 살아있는 줄기세포를 쓰지 않아도 된다면 활용도가 훨씬 넓어지기 때문이다. 이게 바로 내가 세계 최초로 줄기세포 기술의 상용화를 가능하게 했던 배경이다. 이는 곧 줄기세포를 직접 이용하지 않더라도 그 효과를 구현하는 게 가능하다는 의미가 된다.

> 줄기세포 연구가 상당히 진행된 요즘, 결국 줄기세포는 직접 활동케 하는 것보다 간접적으로 작용하는 것이 치료 측면에서 훨씬 더 효과가 크다는 것이 입증됐다.

줄기세포는 단백질과 함께 '엑소좀(Exosome)'이라고 하는 물질을 분비해 치료에 관련된 효과를 발생시킨다.

줄기세포는 분비인자를 통해 간접적으로 작용하는 측면이 최근의 연구 트렌드이다. 기존에 단백질이 중요했다면 최근에는 엑소좀이 관심을 받고 있다. 하지만, 이 두 종류의 성분이 시너지를 내는 것이 훨씬 효과는 좋다는 것이 최신 연구 견해이기도 하다. 초기에 환자들이 줄기세포 치료에 대해 많이 물었던 질문들이다.

- ☑ 줄기세포로 치료하려면 지방도 빼야 하고, 또다시 주사도 맞아야 하는 건가요?
- ☑ 주사가 많이 아픈가요?
- ☑ 효과는 확실히 있나요?
- ☑ 줄기세포 치료를 받으려면 비용이 얼마나 드나요?

이제 여러 번 지방을 채취할 필요는 없어지고 있으며, 효과도 많이 안정적이다. 그런데 줄기세포를 본인에게 얻기 위해 골수나 지방에서 얻는 것 외에도 새로운 방법이 가능해졌다. 새롭게 주요 성분(면역세포 및 엑소좀)을 채취하는 방법인데, 조금 더 손쉽게 치료할 수 있는 대안이 될 수 있고 얼굴 등의 피부 이외에 전신적인 효과도 기대할 수 있다. 현재 이와 관련한 연구가 많이 진행되고 있으며, 자세한 내용은 곧 출판할 다음 책에서 기술하고자 한다.

11 이게 궁금해요! Q&A
I'm Curious about This! Q&A Cells!

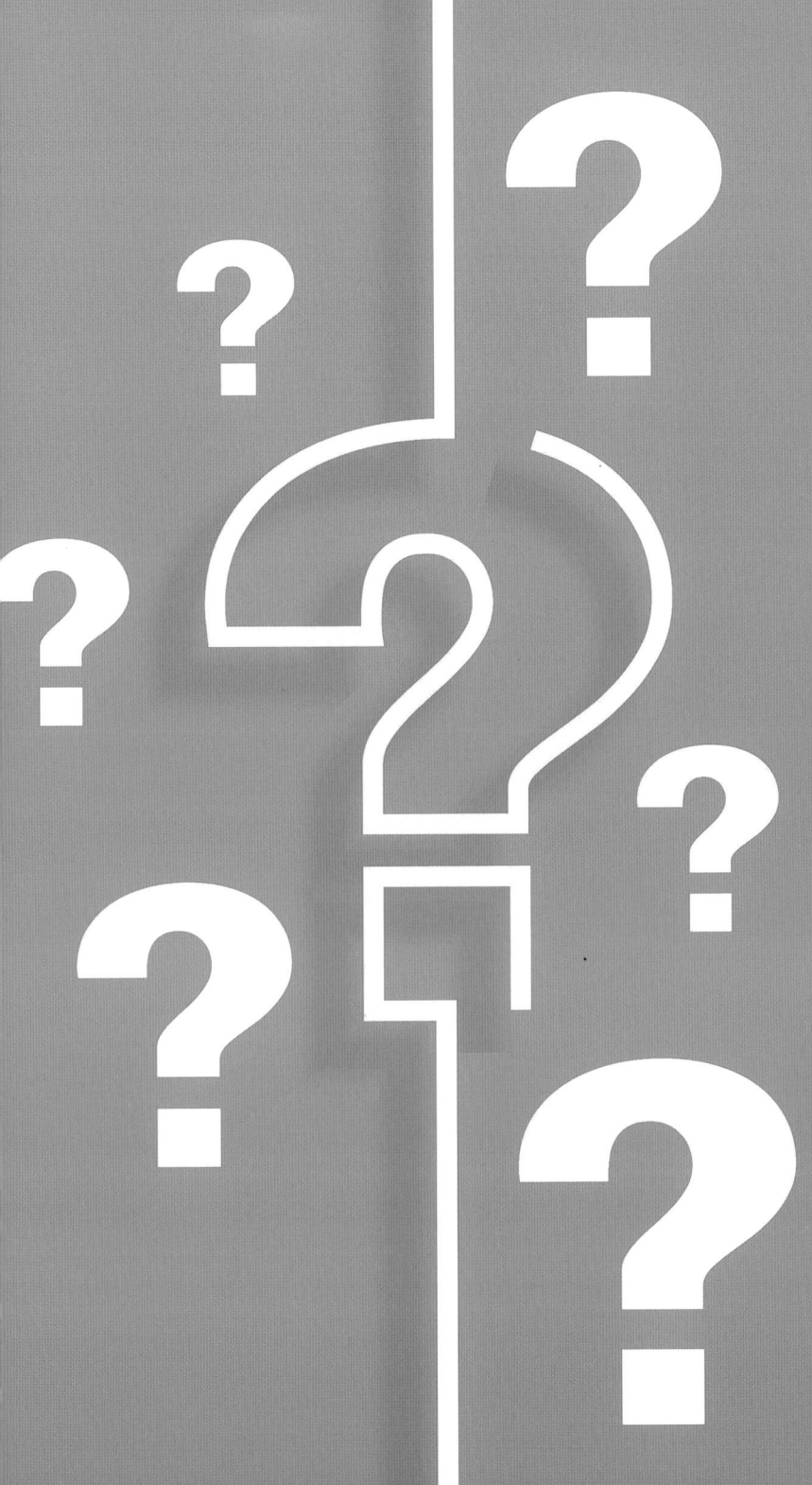

Q1 줄기세포는 한 번 추출해서 얼마나 오래 쓸 수 있나요?

줄기세포는 한 번 추출하면 보관해 두었다가 수년 동안 치료에 쓸 수 있다. 한 살이라도 젊은 세포가 재생능력도 뛰어나다. 줄기세포를 보관해 두고 시술이 필요할 때 꺼내 사용할 수 있다.

줄기세포 치료 효과는 얼마나 지속되나요? Q2

기존 안티에이징 시술은 아무리 길어도 지속기간 1년을 넘기지 못한다. 하지만 세포치료는 주입된 줄기세포가 피부 재생에 관여해 콜라겐 생성을 자극하고 피부 재생력을 높인다. 진피층에서 지속적으로 활동해 흉터의 경우는 반영구적이며 주름의 경우에도 기존 치료에 비해서 긴 편이다. 개인차가 있지만 길게는 수년간 지속된다.

Q3 부작용은 없나요?

자신의 몸속 세포를 이용한 생체 친화적 시술이기 때문에 안전하다. 면역 거부반응이나 후유증이 없다. 보형물이나 의약품을 쓰는 인공시술보다 자연스러운 효과까지 덤으로 얻을 수 있다. 다만 일반적인 주사의 부작용, 즉 멍이나 붓기 등은 타 시술과 유사하다.

제11장
이게 궁금해요! Q&A

Q4 통증은 없나요?

가끔 아프냐고 묻는 환자들이 있다. 통증은 다른 주사의 경우와 비슷하다. 레이저나 고주파를 쓰는 시술과 비교해 볼 때 세포 치료술에서 줄기세포 주사의 경우 통증은 다른 일반적인 주사나 시술과 유사한 정도로 발생할 수 있다. 주사 위치에서 경미한 미동 통증이 발생할 수 있으며, 이는 주사 시 또는 주사 후에 느껴질 수 있다. 그러나 이러한 통증은 대개 경미하며, 대부분의 환자들이 잘 견딜 수 있다. 통증은 주사 후 짧은 시간 동안 지속되며, 보통 몇 시간 이내에 완화된다. 통증은 다른 부위로 확산하지 않는다. 환자마다 통증을 느끼는 정도에는 차이가 있을 수 있다. 일부 환자는 거의 느끼지 않을 수도 있고, 다른 환자는 미약한 불쾌감을 느낄 수 있다.

요약하면, 줄기세포 주사의 통증은 대개 경미하며, 다른 일반적인 주사나 시술과 비슷한 정도이다. 환자 개개인의 통증 경험이 다를 수 있으므로 의료 전문가와 상담하여 통증 관리에 대한 최적의 방법을 찾는 것이 중요하다.

Q5 시술 후, 바로 일상생활이 가능한가요?

배양된 세포를 주입하는 시술은 30분 이내에 이루어진다. 바로 일상생활로 복귀할 수 있다. 일시적인 멍과 주사로 인한 자극이 없다면 회복 기간은 거의 필요 없다. 또 시술 즉시 모양의 변화가 나타나 아름다워진 얼굴 확인이 가능하다. 주름이나 흉터의 경우는 약 2~4주 정도 후면 달라진 것을 느낄 수 있다.

Q6 줄기세포를 주사하면 세포가 막 분화한다던데, 암이 생기거나 그렇진 않나요?

배아줄기세포의 경우는 관련 연구가 더 필요하다. 하지만 성체줄기세포의 경우 아직 암 발생 보고는 없으며, 상당히 안전하다는 것이 학계의 중론이다. 이에 대한 안전성은 다양한 연구와 임상시험을 통해 입증되어 있다. 성체줄기세포는 주로 성인 조직에서 얻어진다. 이들은 이미 성장과 발달을 마친 세포로, 배아줄기세포와는 달리 정상적인 성장을 유지하면서 발생한 변이나 암 유발 가능성이 작다. 성체줄기세포 주사의 잠재적 위험을 평가하기 위해 동물실험과 전임상 연구가 수행되는데, 이러한 연구에서는 성체줄기세포 주사로 인한 암 발생 또는 유해한 부작용을 찾지 못한 경우가 많다.

요약하면, 현재까지의 연구와 임상시험 결과를 토대로 성체줄기세포 주사는 안전하다고 할 수 있다. 그러나 항상 연구와 모니터링이 계속되며, 새로운 잠재적 위험을 평가하기 위해 계속해서 연구가 이루어진다.

Q7 줄기세포 치료를 받았는데 효과가 없다고 느낄 수도 있나요?

줄기세포를 적당량 투입했는지, 환자의 기대치는 적절했는지 등을 우선 확인해야 한다. 그리고 줄기세포의 생착률을 높여야 효과를 볼 수 있다. 따라서 얼마나 효율적으로 생착시키느냐가 관건이다. 피부과적 줄기세포의 치료 효과를 '생착률=효과'라 생각해도 무리가 없다. 줄기세포 효과를 보고 싶다면 생착률 노하우가 있는 병원이나 의료진을 찾는 게 중요하다.

Q8 줄기세포 치료를 받을 때 주의해야 할 점?

줄기세포를 안전하게 정제하여 정확히 원하는 부위에 안착시키는 것이 핵심이기 때문에 시술 경험이 풍부하고 학술적으로 검증되고 신뢰도가 있는 병원에서 시술하는 것이 중요하다. 또 안전하고 믿을 수 있는 세포 배양기술과 노하우가 있는지 미리 확인해야 한다.

줄기세포 관련 특허를 얼마나 갖고 있나요? Q9

지난 20여 년간 세포치료를 위한 임상과 연구를 통해 국내외 특허 22개를 취득했다. 특허 22개에 모두 발명자로 등록되어 있으며, 그중 4개는 권리자이다. 또한 국제학술지에 줄기세포 및 세포치료 관련 논문을 15편 발표했다. 현재 성장인자 대량생산법과 줄기세포의 조직 재생능력을 최적화한 조성물에 관한 특허기술로 시술한다.

출판목록
단행본

- 김풍명, 박병순. 지방흡인술. 미용피부외과학 (대한미용피부외과학회), 도서출판 한미의학, 2007년, PP. 331-345
  (Kim PM, Park BS, Liposuction, In: "Aesthetic Dermatologic Surgery" (official publication of The Korean Society for Aesthetic and Dermatologic Surgery.), Hanmi medical publishing Co., 2007;331-345)

- 박병순, 김원석. 줄기세포와 그 분비인자를 이용한 피부노화의 치료. 피부노화교과서, 2009년, 스프링거 출판사 pp. 201-212
  (Park BS, Kim WS, ADSCs and their secretory factors for skin aging, In: "Textbook of Aging Skin", Editors M. A. Farage, K.W. Miller and H. I. Maibach. Springer-Verlag. 2009;201-12)

- 박병순, 김원석. 줄기세포와 그 분비인자를 이용한 피부노화와 탈모의 치료. 피부노화교과서 2판, 2009년, pp. 201-212
  (Park BS, Kim WS, ADSCs and their secretory factors for skin aging and hair loss, In: "Textbook of Aging Skin, second edition", Editors M. A. Farage, K.W. Miller and H. I. Maibach. Springer-Verlag. 2017;205-24)

- 줄기세포 기반한 탈모 치료: 임상적 관점에서의 증거는 무엇인가? 모낭재생 (줄기세포 생물학 및 재생의학 시리즈). 휴마나 프레스 (스프링거 네이처 출판사), 2022년, pp. 219-236
  (Park BS, Choi HI, Stem cell-based therapies for hair loss: What is the evidence from a clinical perspective? In: "Hair Follicle Regeneration (Stem cell biology and regenerative medicine)", Editors F Jimenez, C Higgins. Humana Press (Springer Nature) 2022; 219-36)

- 엑소좀을 포함한 세포외 소포체를 이용한 모낭재생 치료. 모낭재생 (줄기세포 생물학 및 재생의학 시리즈). 휴마나 프레스 (스프링거 네이처 출판사) 2022년, pp. 205-218.
  (Aberman E, Le Riche A, Bordes S, Closs B, Park BS, Aberman D, Extracellular Vesicles Including Exosomes for Hair Follicle Regeneration, In: "Hair Follicle Regeneration (Stem cell biology and regenerative medicine)", Editors F Jimenez, C Higgins. Humana Press (Springer Nature) 2022; 205-18)

출판목록
논 문

1. 줄기세포 엑소좀의 탈모치료 효과: 39명에 대한 후향적 연구. 미용 피부과 학술지, 2022년 (제일 저자 및 교신 저자).
   Effects of Exosome from Adipose-derived Stem Cell on Hair Loss: A Retrospective Analysis of 39 patients. Journal of Cosmetic Dermatology 2022;21:2282-2284 (first and corresponding author)

2. 케피어 유래 세포외 소포체의 장 염증 조절 효과. 생의학 학술지, 2020년 (교신저자).
   Extracellular Vesicles Derived from Kefir Grain Lactobacillus Ameliorate Intestinal Inflammation via Regulation of Proinflammatory Pathway and Tight Junction Integrity. Biomedicines 2020;8:522 (corresponding author)

3. 줄기세포 및 그 분비인자의 모발 성장촉진 효과의 기본 기전. 최신 줄기세포 연구 및 치료 학술지, 2017년.
   The Basic Mechanism of Hair Growth Stimulation by Adipose-derived Stem Cells and Their Secretory Factors. Current Stem Cell Research & Therapy. 2017;12(7):535-543

4. 최신 줄기세포 배양액을 이용한 모발 재생의 임상연구. 최신 줄기세포 연구 및 치료 학술지, 2017년 (교신저자).
   Up-to-date Clinical Trials of Hair Regeneration Using Conditioned Media of Adipose-Derived Stem Cells in Male and Female Pattern Hair Loss. Current Stem Cell Research & Therapy. 2017;12(7):524-530 (corresponding author)

5. 여성 탈모에서 줄기세포 배양액의 임상적 사용. 후향적 연구. 국제 피부과 학술지, 2015년 (교신저자).
   Clinical use of conditioned media of adipose tissue-derived stem cells in female pattern hair loss: a retrospective case series study. International Journal of Dermatology 2015;54(6):730-5 (corresponding author)

6. 줄기세포의 모발 성장 촉진 효과. 피부과학 학술지 2010년.
   The hair growth promoting effects of adipose tissue-derived stem cells. Journal of Dermatological Science 2010;57:132-146

7. 줄기세포의 모발 성장 촉진 효과가 저산소처리로 증대된다: 성장인자 분비 촉진의 증거. 생의학 학술지, 2010년 (제일저자).
   Hair growth stimulated by conditioned medium of ADSCs is enhanced by hypoxia: Evidence of increased growth factor secretion. Biomedical Research 2010;31(1):27-34 (first author)

8. 저산소 상태가 줄기세포의 상처치유 기능을 증진시킴: 줄기세포 증식 및 VEGF와 bFGF의 촉진. 상처치유 및 재생 학술지, 2009년 (교신저자).
   Hypoxia enhanced wound-healing function of ADSCs: Increase in stem cell proliferation and up-regulation of VEGF and bFGF. Wound Repair and Regeneration 2009;17:540-7 (corresponding author)

9. 줄기세포의 상처치유 및 항산화 효과. 생물학적 치료 전문 의견 학술지, 2009년 (교신저자).
   The wound-healing and antioxidant effects of ADSCs. Expert Opinion on Biological Therapy 2009;9: 879-87 (corresponding author)

10. 광노화에서의 줄기세포 및 용해성 인자의 보호 기능. 피부과학 연구 아카이브 학술지, 2009년 (교신저자)
    Protective role of ADSCs and their soluble factors in photo-aging. Archives of Dermatological Research 2009;301(5):329-36 (corresponding author)

11. 주름 개선 효과: 줄기세포의 분비 인자에 의한 피부 섬유아세포 활성화. 피부과학 저널, 2009년 (교신저자)
    Antiwrinkle effect of ADSC: Activation of dermal fibroblasts by secretory factors. Journal of Dermatological Science 2009;53:96-102 (corresponding author)

12. 줄기세포의 항산화 효과: 섬유아세포를 산화 스트레스로부터 보호. 피부과학 저널, 2008년 (교신저자)
    Evidence supporting antioxidant action of ADSC: Protection of fibroblasts from oxidative stress. Journal of Dermatological Science 2008;49:133-42 (corresponding author)

13. 줄기세포의 피부 미백 효과: TGF-beta1의 중요한 역할. 생물학 및 의약품 공고 학술지, 2008년 (교신저자)
    Whitening effect of ADSC: A critical role of TGF-beta1. Biological & Pharmaceutical Bulletin 2008;31(4):606-10 (corresponding author)

14. 피부 노화에 대한 유망한 치료로서의 줄기세포 및 분비 인자. 피부외과 학술지, 2008년 (제일저자)
    ADSCs and their secretory factors as a promising therapy for skin aging. Dermatologic Surgery 2008;34(10):1323-6 (first author)

15. 상처 치유 효과: 줄기세포의 분비 인자가 인간 피부 섬유아세포에 미치는 역할. 피부과학 저널, 2007년 (교신저자)
    Wound healing effect of ADSCs: A critical role of secretory factors on human dermal fibroblasts. Journal of Dermatological Science 2007;48:15-24 (corresponding author)

16. 신규 1550 nm 프락셔널 어븀-유리 레이저를 사용한 갑상선 절제 수술 흉터의 예방. 피부외과 학술지, 2009년
    Prevention of thyroidectomy scar by the treatments using a new 1550 nm fractional Erbium-glass laser. Dermatologic Surgery 2009;35:1-7

17. 진피 제거를 통한 겨드랑이 다한증 치료 후 혈종 형성에 대한 퀼팅 수술의 효과: 무작위 임상 연구. 피부외과 학술지, 2008년
    Effect of quilting sutures on hematoma formation after liposuction with dermal curettage for treatment of axillary hyperhidrosis: A randomized clinical trial. Dermatologic Surgery 2008;34(8):1010-5

18. 연골세포의 3차원 배양을 위한 혁신적인 다공성 히알루론산 구조물. 국제 약학 저널, 2009년
    Novel porous matrix of hyaluronic acid for the three-dimensional culture of chondrocytes. International Journal of Pharmaceutics 2009;369:114-20

19. 비타민 D 수용체 다형성과 건선과의 관련성. 피부과학 연구 저널, 1999년 (제일저자)
    Vitamin D receptor polymorphism is associated with psoriasis. Journal of Investigative Dermatology 1999;112:113-116 (first author)

특 허

1. 중간엽 줄기세포를 이용한 성장인자의 대량 생산방법 (Mass Producing Method of Growth factor using Mesenchymal Stem Cells), (특허권자 및 발명자), 등록번호: 1008993290000, 등록일자: 2009.05.19

2. 지방유래 줄기세포를 이용한 성장인자의 대량 생산방법 (Mass Producing Method of Growth factor using Adipose-derived Adult Stem Cells), (특허권자 및 발명자), 등록번호: 1009552120000, 등록일자: 2010.04.21 (국내특허 및 국제특허)

3. 지방 줄기세포의 조직 재생 능력을 최적화한 조건 배지를 함유한 조직 재생용 주사제 첨가제 (Additive of the Injectable Agents for Tissues Repair including Adipose derived stem cells cultured media), (특허권자 및 발명자), 등록번호: 1008835650000, 등록일자: 2009.02.06 (국내특허 및 국제특허)

4. 세포 전달 시스템용 다공성 히아루론산 스펀지의 제조방법 (Preparation method of porous hyaluronic acid sponge for cell delivery system), 특허권자: 재단법인 서울대학교 산학협력재단, (발명자), 등록번호: 1008913730000, 등록일자: 2009.03.25

5. 성체 줄기세포의 배양물 또는 그의 분획물을 포함하는 암예방 또는 치료용 약학 조성물 (Composition for preventing or treating cancer comprising adult stem cell culture or its fraction), (발명자), 등록번호: 1014548400000, 등록일자: 2014.10.20

6. 고출력 프락셔날 레이저 및 고압의 온도를 높인 식염수 분사방식을 이용한 발모 촉진 방법 및 장치 (Method and device for stimulating hair using high power fractional laser and high pressure injection of warm normal saline or hair promoting agents), (특허권자 및 발명자), 등록번호: 1016208400000, 등록일자: 2016.05.09

7. 양모 효과를 가지는 인간 지방유래 줄기세포의 조건 배지 및 이의 용도 (Human adipocyte conditioned media extract derived from adipose stem cells having hair growth-promoting effects and uses thereof), (발명자), 등록번호: 1017492180000, 등록일자: 2017.06.14

8. 상처 치료 또는 상처 치료 촉진용 약학 조성물 (Composition for wound-healing or promoting wound-healing), (발명자), 등록번호: 1015928640000, 등록일자: 2016.02.02

9. 아토피성 피부염의 예방 또는 치료용 조성물 (Composition for preventing or treating atopic dermatitis), (발명자), 등록번호: 1009253410000, 등록일자: 2009.10.30

10. 줄기세포 배양액을 이용한 암세포 성장 저해 방법 (Inhibition of cancer cell proliferation using adult stem cells culture media), (발명자), 등록번호: 1008746130000등록일자: 2008.12.11

11. 이중 가닥의 올리고 뉴클레오티드 및 그 제조 방법 (miRNA polymer and the method for preparing the same), (발명자), 등록번호: 1021384950000, 등록일자: 2020.07.22

12. 신규한 miRNA 유사체 및 이의 용도 (Novel miRNA mimics and uses thereof), (발명자), 등록번호: 1024187790000, 등록일자: 2022.07.05

13. 올리고 뉴클레오티드 및 이를 포함하는 암의 예방 또는 치료용 약학적 조성물 (Oligonucleotide, and pharmaceutical composition for prevention or treatment of cancer comprising the same), (발명자), 등록번호: 1021451760000, 등록일자: 2020.08.11

그 외 9건의 공동 발명자로서 등록 특허

에필로그
EPILOGUE

　피부과 의사로서 환자들을 치료한 지가 2024년을 기준으로 하면 벌써 29년째다. 그중 2/3를 줄기세포와 함께 보내며 무수히 많은 환자들이 노화 증상에서 걱정을 덜 수 있게 열심히 도왔다. 내가 줄기세포 치료를 직접 진행한 환자가 약 1,000여 명에 이르며, 줄기세포 배양액으로 직접 치료한 환자는 무려 23만여 명에 달한다. 내가 개발에 참여한 줄기세포 배양액 제품이 처방되어 수혜를 입은 이들까지 고려한다면, 그동안 직간접적으로 줄기세포 치료로 도움을 드린 환자의 수는 대략 100만 명에 이를 것으로 추정하고 있다.

> 지금 이 글을 쓰는 순간에도 기억에 남는 수많은 환자가 주마등처럼 스쳐 지나간다. 무너져 내리는 얼굴 때문에 삶의 끈을 놓으려 했던 40대 환자, 보기 싫은 흉터로 여자로서의 삶을 포기하고 살아온 50대 환자, 탈모 때문에 결혼할 엄두를 못 냈던 40대 남성 등 사연도 구구절절하다. 치료를 받고 너무나도 잘 지낸다는 이야기를 들을 때면 그렇게 뿌듯하고 반갑지 않을 수가 없다. 알음알음 입소문 듣고 찾아오는 환자들을 보면 그저 감사할 따름이다. 의사로서 이보다 더 큰 보람이 또 있을까.

　젊음을 되찾고 싶어 하는 건 인간의 본능이라고 생각한다. 진시황제는 늙지 않으려고 불로초를 찾아 헤맸고, 클레오파트라는 아름다움을 유지하기 위해 피부를 소중하게 관리했지 않나. 과거에 비해 요즘은 많은 이들이 줄기세포 치료에 대해 알고 있다.

에필로그
EPILOGUE

　10년, 20년 전만 해도 꿈만 같던 일들이 이젠 진짜 현실이 되어간다. 시간을 되돌릴 수는 없지만 붙잡을 수 있는 세상이 되었다. 인공지능을 비롯한 과학기술이 대체 어디까지 발전하려는 것일까.

　이제 안티에이징 시술은 매우 대중화되었고, 특히 대한민국이 안티에이징 치료 산업을 이끌어가고 있다. 필러 한 분야만 보더라도 브랜드, 제품의 종류는 다양해졌고 단가는 낮아졌다. 그리고 2000년대 초반이 되어서야 후발주자로 나선 줄기세포 치료술은 날이 갈수록 눈부시게 발전하고 있다. 주름, 흉터, 탈모, 피부 색조 개선에 이어 향후 수십 년 안에 또 어떻게 그 영역이 확대될지 의사로서도 참 기대가 된다.

　이제 세포 자체를 이용하거나 체내 생리 활성 물질 같은 재료를 사용하여 자연스러운 젊음을 유지하는 방법이야말로 가장 현명하면서도 근본적인 해결책이라고 생각된다. 나의 세포가 지속적으로 늘어가는 나에게 싱싱한 젊음을 선사할 날을 기다리며 이 글을 마친다.

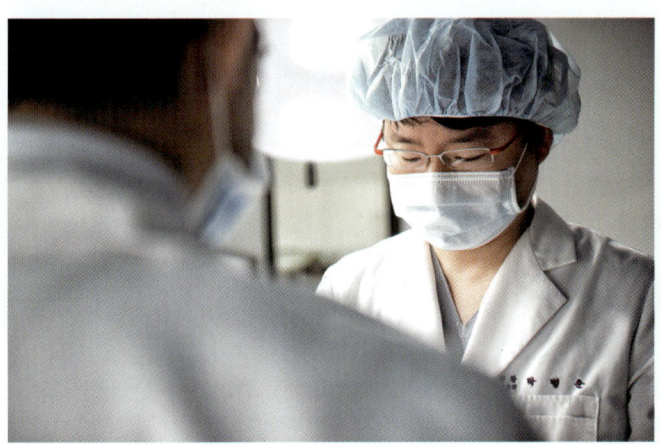

칼럼 1

Column 1

당신은 지금의 얼굴에 만족하는가?

==주름이 몇 달 전보다 늘었네...==

==검버섯이 하나 더 생겼네...==

==눈가가 왜 자꾸 처지지...==

==탈모가 점점 심해지네...==

앞에 있는 거울을 보고 이런 생각이 들었다면 당신은 지금 이 책을 절대 놓아선 안 된다. 어쩌면 이 책이 '당신만의 불로초'가 될 수도 있으니 말이다. 나는 이제부터 당신의 아름다운 인생 2막을 위해 지금껏 내가 연구해 온 모든 것을 당신께 바치려고 한다. 이 책을 읽는 시간 100분만 투자하면 당신은 10년 전 얼굴로 돌아갈 수 있다.

내가 28년 동안 피부과 의사를 하면서 환자와의 상담에서 가장 많이 듣게 된 고민이 이런 거다. "저도 이제 늙나 봐요. 주름 좀 어떻게 해주세요. 검버섯도요. 피부 탄력 개선은 안 되나요? 얼굴이 왜 이렇게 칙칙하죠? 머리가 자꾸 빠져요."

노화 방지에 좋다는 보톡스, 필러 등을 주기적으로 하는 분들도 가는 세월 앞에선 한숨만 는다. 2~3년 뒤에 또다시 주사를 맞아야 하는 끝없는 반복... 조금 더 영구적인 노화 방지 치료는 없을까?

요즘 피부과 학계에서 이슈가 되고 있는 노화 방지 치료법은 바로 '줄기세포 치료술'이다. 자신의 몸속에서 줄기세포를 추출해 원하는 부위에 주입하면 몸속에서 마법의 불이 켜진다. 하루만 자고 일어나도 10년 전 얼굴로 뽀얗게 되살아난다.

자기 세포를 쓰기 때문에 부작용 걱정 없고 일반 보톡스나 필러 등의 약물치료보다 지속기간도 훨씬 오래 가며, 주름·탄력·피부 톤·흉터 치료·탈모 등에 효과가 있다. 진시황제가 찾던 불로초만큼은 아니겠지만, 현재 의학 수준을 고려할 때 줄기세포 치료술이 불로초에 버금가는 노화 방지 치료임은 틀림없다. 심지어 치료도 간단하다. 주로 군살이 많이 붙는 팔뚝, 배, 허벅지, 엉덩이 등의 부위에서 지방을 조금 뽑아내 (물론 대안은 있다. 자신의 혈액을 이용한 것. 그러나 그 이야기는 다음 책에서 자세히 다루겠다.), 그 안의 줄기세포를 추출하고 깨끗이 정제해 세포를 처리한다. 그리고 나서 환자는 원하는 부위에 주사만 맞으면 끝이다. 사실 환자 입장에서 보면 간단히 예방접종 맞는 거나 다를 게 없다. 정말 간편하게 젊어질 수 있지 않은가.

줄기세포 주사 두세 번이면 10년 전 얼굴로 돌아간다. 이미 치료받은 환자들이 장담한다. 기적처럼 하루하루 갈수록 젊어지는 얼굴, 매일 아침 거울이 거짓말을 하는 느낌이다. 나도 경험자다.

거울아, 거울아, 내가 어제보다 오늘 더 젊어졌니?
놀랍게도 그렇습니다. 매일 젊어지고 계십니다.

지금 이 글을 읽고 나서도 혹시 별 관심이 없는가? 난 이미 예쁜데, 난 이미 친구들보다 젊은데 뭐 하러 굳이 줄기세포 치료를 받아야 하지? 이런 생각이라면 한번 생각을 바꿔보길 권한다. 우리의 젊음을 과신하지 말자.

살다 보면 별의별 일들을 다 겪는다. 모진 풍파 속에 몸도 맘도 상하게 마련이다. 큰일 한번 겪을 때마다 훅훅 늙는다던 어르신들 말씀이 하나 틀린 게 없다. 나도 나이를 먹어가다 보니 하루하루 몸이 달라지는 게 느껴진다. 이제야 어른들 말씀이 좀 이해가 간다. 그러니 지금 아무리 내 모습이 충분히 아름답고 젊다고 느껴져도 어느 순간 한 번에 급격히 늙어버린 자신과 마주할 수 있다는 사실을 잊지 말자. 노후대책으로 은행에는 저축하고, 연금보험에는 가입하면서 왜 내 얼굴에 대한 노후대책은 세우지 않는가? 100세 시대에 더 젊고 활력있는 모습으로 살아갈 방법이 있는데도 말이다.

풍요로운 당신의 노년기를 위해 줄기세포 치료술을 적극 권장한다. 그리고 하루라도 젊을 때, 지금 이 글을 읽는 즉시 행동으로 옮기길 바란다. 바로 지금 이 순간이 남은 생에서 가장 젊은 순간일 테니까.

칼럼 2
Column 2

늙어 보이는 이유

최근 지인이 한 말이 기억난다. 지하철역 같은데서 벽면의 전신 거울이나 승강장 안전문을 무심코 보다 보면, 불쑥 웬 할머니가 나타난다는 것이다. 순간 놀라 외면해 보기도 하지만 부정할 수 없는 그녀의 모습이란 사실에 고개가 숙여진다고 했다.

누구보다 열심히 살아왔고 마음은 여전히 청춘이기만 한데, 어느새 외모는 중년을 훌쩍 넘어 노인의 모습이 되어 있었던 것이다. 그녀는 세월이 빚은 자신의 초로의 모습을 받아들이기 힘들어했다. 그래서 언제부터인지 셀피를 찍는 빈도도 확 줄었다고 했다.

왜 늙어 보일까?

피부과 의사로서 관련 강의를 할 때마다 반복하는 말이지만, 나이가 들수록 안면의 조직은 조금씩 위축된다. 뼈와 피부 사이에 존재하는 여러 조직들 즉 표피, 진피, 피하지방, 근막, 근육 및 지지인대 등이 점차 늘어지고 볼륨이 빠져 처지게 된다. 이런 이유로 피부가 늘어지고 주름도 생기는 것이다.

이에 더해 탈모와 백모화가 진행되고 전신적으로 코어 근육이 감소해 자세가 구부정해지고 근손실로 인해 팔다리가 가늘어지면 전형적인 노인의 모습으로 변하게 된다. 그런데 우리가 잊지 말아야 할 사실이 있다. 늙어 보이는 외모는 달력의 나이 즉 실제 나이보다 생물학적 나이와 훨씬 더 상관관계가 깊다는 점이다. 다시 말해, 젊어 보이는 사람이 실제 신체 기능상으로도 더 젊은 것이다.

노화에 대한 통찰 및 연구를 본격화하면서 내 시야가 넓어지기 시작했다. 얼굴 피부를 넘어 전신에 관한 관점으로 확장했다. 사실 나는 피부과 전문의이지만 박사 학위는 미생물학으로 받았다. 최근 대유행을 했던 '코로나19'와 같은 바이러스에 관한 학문이기도 하다. 그런데 이 질환은 정확히 '노화의 축소판' 요소를 갖고 있으며, 이에 대한 해석은 면역학적인 요소로 내가 가장 좋아하는 학문 분야이기도 하다.

'코로나19'가 나의 모든 생각의 패러다임을 바꿔 놓고 있다. 감염이 되었을 때, 어떤 사람은 증상이 경미했지만 어떤 사람은 중환자실에 입원할 만큼 증상이 위중했고 심지어 생명이 위독해지기까지 했다. 이 차이를 결정하는 요소는 무엇일까?

그건 바로 혈액 내 염증인자의 차이 때문이다. 인체가 늙어가는 과정의 가장 중심에는 혈액이 있으며, 혈액의 상태 변화가 노화의 진행속도를 결정하게 되는 것이다. 즉 혈액 내에 노화인자가 있으며, 이는 결국 세 가지 축으로 진행되어 나타난다.

노화는 1) 대사로 인한 심혈관 및 2) 근육계의 변화 및 3) 정신적 변화 및 인지 능력 저하와 관련이 있다. 이에 대한 증거는 노화에서 면역 체계가 중요한 역할을 한다는 사실 또한 강조한다. 이러한 연령 관련 변화의 분자적 특징은 우리 몸의 기관을 연결하는 가장 중요한 수송 시스템인 혈액에서 찾을 수 있는 것이다.

예를 들어 사이토카인[1], 질병 관련 분자, 병원체 등과 같은 염증성 구성 요소는 노인 연령이 되면 상승하게 되는데, 이는 만성적인 낮은 등급의 염증 상태를 유발하게 된다.

노화를 가속하는 '염증노화'

이를 '염증노화'라고 한다. 이러한 변화는 암, 심혈관 질환 및 여러 신경퇴행성 질환과 같은 연령(노화) 관련 다양한 질병에서 역할을 한다.

요약하면, '염증노화'는 혈액 구성의 변화가 신체 전체의 연령 관련 변화 즉 전신 노화에 영향을 미칠 수 있음을 설명하며, 이는 생물학적 노쇠 및 질병 발생 과정 등에 대한 귀중한 통찰을 제공한다.

---

1) 사이토카인(cytokine)은 혈액 속에 함유되어 있는 비교적 작은 크기의 면역 단백질 중 하나다. 세포 신호(cell signaling)에 중요한 역할을 하며, 면역 세포가 분비하는 폭넓은 역할을 하며 멀리 퍼지면서 작용하는 단백질이다. 사이토카인은 세포로부터 분비된 후 다른 세포나 분비한 세포 자신에게 영향을 줄 수 있다. 이에는 염증성 작용을 하는 것들도 있으며, 항염증 작용을 하는 것들도 있다.

따라서 얼굴만 젊게 유지하는 것은 불가능하며, 결국 신체와 정신이 모두 건강해야 그 바탕에서 전반적 분위기가 젊게 유지되고 실제로도 생물학적 나이가 젊게 되는 것이다.

앞으로의 의학이 얼마나 빠른 속도로 발전할지는 도저히 상상이 안 되지만, 지금 당장 실천할 것들이 있다.

먼저 내가 어떻게 노년을 보낼지에 대해서 생각을 해봐야 한다. 만일 내가 하고 싶은 대로 그냥 적당히 살다 죽겠다고 생각한다면 지금 이 책을 더 읽을 필요도 없다. 하지만 노년을 조금이라도 더 건강한 모습을 유지하며 오랜 기간 살고 싶은 열망이 있다면, 마인드셋을 다시 다잡을 필요가 있다.

일단 "나는 예방적이고 적극적인 방식으로 건강한 수명과 장수를 위해 노력하겠다"는 다짐을 해야 한다. 증상 발견 시 조기에 대처하고 증상 관련 검사를 3~6개월마다 받으며 노화 관련 생체 마커를 확인해야 한다. 그리고 자신의 건강을 개선할 수 있는 식습관과 생활습관을 엄격히 지켜 나가고, 일부 중요 치료제나 보충제에 대해 의사와 상담을 할 수 있어야 한다.

건강과 노년의 젊음을 유지하려면,

1) 피검사를 하라.
2) 음식을 완전히 재점검하라.
3) 체성분 검사와 피검사 결과를 바탕으로 내 몸의 목표를 설정하라.
4) (질병이 안 생기도록 하되 일단 생겼다면) 개개별로 질환을 치료하지 말고 전신적(holistic)으로 관리(care)하라.
5) 뭔가의 조치(intervention)를 취한 다음 위 단계(loop)를 다시 반복하라.

이 정도의 노력도 하지 않으면서 그냥 의사가 해주는 약 처방과 치료에만 의존한다면, 근본적인 만성질환 치료는 가능하지 않을 것이며 젊어지는 것은 더더욱 어려울 것이다. 이 점을 깨달아야 한다.

위에서 1) 3) 4)번은 병원에서 의사와 같이 해야 할 것이고, 2)번은 내가 혼자 할 수 있는 것이다..

음식 얘기로 들어가면 도덕 교과서 같은 느낌이 들 수 있다. 모범생처럼 지내라는 여러 멘트들은 참 실천하기 어렵고, '그럼 도대체 뭘 먹으라는 거야?'라고 생각하게 된다. 그런데 깨달아야 할 것은 뭘 먹어서 건강해지려고 하지 말고, 나쁜 음식을 독약이라고 여겨야 한다는 것이다.

즉, 절대로 하면 안 되는 것들을 피하는 안목과 습관을 갖는 것이 중요하다. 또한 그러면 왜 안 되는지 이해를 해야 한 단계 업그레이드된 식단을 실천하기가 쉽다.

지난 수십년간 선진국에서 일어난 식단의 변화를 요약해보면, 딱 두 가지로 요약할 수 있다. 하나는 식이섬유가 풍부한 자연 식품을 덜 먹게 되는 것과 정제된 곡물과 초가공식품이 식단을 점령하고 있다는 것이다. 정제된 설탕을 많이 섭취하면 인체 내에서 최종 당화산물(Advanced Glycation End product)이 많이 생산되어 온갖 노인성 질환이 유발되며 심지어는 주름도 더 생기게 된다.

심장 질환, 당뇨병, 알츠하이머병, 우울증, 염증성 질환 등 서로 연관이 없어 보이는 동떨어진 질환들, 즉 진료과가 다른 여러 질환들의 공통 핵심은 무엇인지 아는가? 바로 인슐린 저항성이다.

노화의 핵심적 역할을 하는 건 호르몬 인슐린이며, 이 인슐린을 아껴 써야, 즉 소식을 해야 건강하게 오래 살 수 있다는 건 국내외 노화연구자들이나 노화와 관련된 진료, 치료를 하는 의사 과학자들은 다 알고 있는 사실이다.

젊은 모습은 그냥 얻어지지 않는다.
내 얼굴은 내 몸의 거울인 것이다.
저절로 뭔가가 쉽게 이루어지리라 생각하지 말자.

용 어 설 명
GLOSSARY

광의학 (Photodermatology)
피부 질환 및 상태와 태양 및 자외선 방사선의 관계를 연구하는 의학 분야로, 피부를 자외선 및 자외선 방사선으로부터 보호하는 방법을 연구한다.

기대수명 (Lifespan)
평균 수명은 건강 관리, 유전자 및 생활 환경과 같은 다양한 요인을 고려하여 예상되는 사람이 살 것으로 예상되는 일반적인 시간을 나타낸다.

남성형 탈모 (Male Pattern Hair Loss, Baldness)
남성들 사이에서 흔히 발생하는 형태의 머리카락 탈모이다. 이는 일반적으로 상위 두개 부분이나 이마 부분에서 시작하여 머리카락이 희미해지거나 이탈하는 것을 특징으로 한다. 남성호르몬인 테스토스테론의 변환으로 생성되는 디하이드로테스테스테론에 의해 유발되며 유전적인 요소도 역할, 남성호르몬의 영향이 너무 강력해서 치료가 쉽지 않은 게 사실이다.

노화방지 (Anti-aging, Healthy Longevity)
노화 방지는 주름, 피부 탄력 상실 및 활력 감소와 같은 노화의 징후를 늦추거나 뒤집기 위한 방법, 치료 또는 절차를 의미한다.

라파마이신 (Rapamycin)
이스터섬의 토양에서 발견된 토양미생물에서 처음 추출한 항생물질로, 면역에 관여하는 세포의 신호 전달을 방해하는 특성이 있어 장기 이식수술을 한 환자들의 면역 억제제로 주로 사용된다. 이름의 유래는 이스터섬의 고유 명칭인 라파누이. 마우스의 수명을 연장하는 데 사용되며 인간에게서의 잠재적인 사용 가능성을 탐구하고 있다.

레지던트 (Resident, Residency)
의사가 의대를 졸업한 후 진행하는 의학 교육의 일부로 의사들은 특정 의학 분야에서의 경험과 추가 교육을 얻게 된다.

메트포르민 (Metformin)
당뇨병 약물로, 수명 연장 임상연구를 고려 중인 약물이다.

용어 설명

모낭 (Hair Follicle)
피부에 있는 작은 주머니 모양의 구조로, 머리카락 성장의 기원지를 결정한다. 이 모낭은 머리카락 가닥의 크기와 특성을 결정한다.

모발 주기 (Hair cycle)
모발도 생장기(성장기), 퇴행기, 휴지기를 거치며 성장한다. 그 주기가 3~4년 된다고 하니, 우리가 평생 살면서 사계절을 80여 번 겪는 동안 우리 몸의 털들은 약 30여 번 빠졌다 자라기를 반복한다. 모발의 성장기는 남성 3~5년, 여성이 4~6년 정도이며 그 후 퇴행기는 30~45일, 휴지기는 4~5개월 지나 자연 탈모 되며 휴지기의 마지막이 되면 새로운 모발이 생성되는 활동기(발생기)가 시작된다.

모유두세포 (Dermal Papilla Cell)
모유두세포는 피부 내에 위치한 중요한 세포로, 머리카락의 성장과 발달에 관여한다. 이러한 세포는 머리카락 모낭의 기저에 위치하며, 머리카락 주변의 혈관에서 영양소를 공급받아 머리카락에 필요한 신호와 영양을 전달한다. 모유두세포는 머리카락의 크기, 두꺼움, 형태 및 성장주기를 조절하며, 이러한 과정은 머리카락의 건강과 외모에 영향을 미친다.

배아줄기세포 (Embryonic Stem Cells)
이것은 배아에서 유래한 다분화 능력을 가진 줄기세포로, 인간 몸의 어떤 세포 유형이든 발달할 수 있어 재생의학에서 가치 있는 세포이다.

배양액 (Conditioned Media)
줄기세포를 배양할 때 줄기세포가 자라면서 수확되는 액체 및 포함된 성분을 나타내며 성장인자 및 다른 생리적 활성 물질을 포함하고 치료 목적으로 사용될 수 있다.

분비인자 (Secretory factor)
세포나 조직 내에서 다른 세포에 영향을 주는 분자를 가리킨다. 이 분자들은 세포 간 통신을 조절하고 조직 및 기관의 기능을 조절하는 데 중요한 역할을 한다. 줄기세포는 분비인자를 통해 간접적으로 작용하는 측면이 최근의 연구 트렌드이다. 기존에 단백질이 중요했다면 최근에는 엑소좀이 관심을 받고 있다. 하지만 이 두 종류의 성분이 시너지를 내는 것이 훨씬 효과는 좋다는 것이 최신 연구 견해이기도 하다.

불로초
영원한 생명 또는 젊음을 부여한다고 믿어지는 전설적인 물질 또는 물약을 나타낸다. 이것은 다양한 신화와 문화에서 종종 찾아볼 수 있는 개념이다.

사이토카인 (Cytokine)
혈액 속에 함유되어 있는 비교적 작은 크기의 면역 단백질 중 하나다. 세포 신호(cell signaling)에 중요한 역할을 하며, 면역 세포가 분비하는 폭넓은 역할을 하며 멀리 퍼지면서 작용하는 단백질이다. 사이토카인은 세포로부터 분비된 후 다른 세포나 분비한 세포 자신에게 영향을 줄 수 있다. 이에는 염증성 작용을 하는 것들도 있으며, 항염증 작용을 하는 것들도 있다.

생장기 (성장기, Anagen)
머리카락 모낭 주기의 활동성 성장 단계로, 머리카락이 활발하게 자라는 단계이다. 이것은 일반적으로 몇 년 동안 지속된다.

생착률 (Engraftment Rate), 이식 생존율 (Graft Survival Rate)
이식 생존율은 세포가 수용체 영역에 성공적으로 부착하고 생존하는 비율을 나타낸다. 이는 이식된 조직이나 세포가 수용체의 조직과 효과적으로 통합되고 작용하는 성공 또는 효율성을 나타내며 이식된 물질이 수용자의 조직과 통합하는 정도를 측정한다.

성장인자 (Growth Factor)
세포의 성장을 촉진할 수 있는 능력을 가진 물질을 말한다. 보통 단백질 또는 스테로이드 호르몬이 성장인자에 속한다. 성장인자는 세포의 성장뿐만 아니라 여러 다양한 세포 과정을 조절하는 데 중요한 역할을 한다. 즉, 세포 증식, 상처 치유, 세포 분화를 자극할 수 있는 자연 발생 물질이다. 성장 인자는 다양한 세포 과정을 조절하는 데 중요하며, 일반적으로 세포 사이의 신호 분자로 작용한다.

성체줄기세포 (Adult Stem Cell)
성인 몸의 다양한 기관과 조직에서 발견되는 줄기세포로, 제한된 범위의 세포 유형으로 분화할 수 있으며 조직 유지 및 수리에 중요하다.

아홀로틀 (Axolotl)
아홀로틀은 점박이도롱뇽과의 일종으로, 유형 성숙을 보여주는 종이다. 우파루파라고도 부른다. 올챙이는 어른으로 탈바꿈을 할 수 없으며, 이에 따라 다 자란 후에도 겉 아가미를 지녀야 하고 물에서 살아야 한다. 학명은 Ambystoma mexicanum이다.

용어 설명

여성형 탈모 (Female Pattern Hair Loss)
여성에서 흔한 탈모 형태로, 머리카락이 희고 머리 두개의 상단 부위에서 일어나는 머리카락의 희발 및 탈모를 특징으로 한다. 이런 종류의 탈모는 종종 유전적으로 영향을 받으며 스트레스에 민감할 수 있다.

역프로그래밍 (Reprogramming)
세포의 유전적 표현을 초기화하여 세포의 노화를 되돌리거나 손상된 조직을 재생하는 과정이나 새로운 노화 방지 기술을 연구한다.

엑소좀 (Exosome)
줄기세포를 포함한 세포에서 분비되는 작은 소포 형태의 나노 크기 입자로, 생리적 활성 물질을 함유하며 세포 간 통신에 역할을 하며 의학에서 다양한 응용 분야를 가질 수 있다.

원형탈모 (Alopeica Areata)
머리털이 무리나 타원 모양 패치로 머리 두개 및 때로는 몸의 다른 부분에서 탈모를 유발하는 자가면역 질환이다. 원형탈모증의 정확한 원인을 이해하는 것은 아직 어려우며 스트레스에 의해 유발될 수 있다.

재생의학 (Regenerative Medicine)
손상되거나 결손이 발생한 장기나 조직을 새로운 장기나 조직으로 대체하여 기능을 회복하는 방법을 연구한다. 비교적 최근에 시작된 학문으로 뉴스에서 드물지 않게 접하는 줄기세포 치료도 재생의학의 한 분야라고 할 수 있다. 줄기세포나 전구세포를 주사하는 세포 치료(cell therapy)나, 생리 활성 물질(Biologically active molecules)의 직접적 이용이나 이 물질을 주입받은 세포의 분비물을 이용한 면역조절 치료(immunomodulation therapy), 시험관에서 배양한 장기, 조직을 이식하는 조직공학(tissue engineering)이 있다.

줄기세포 (Stem Cell)
아직 분화(分化, differentiation)가 되지 않아 다른 세포로 분화될 수 있는 세포를 말한다. 이러한 줄기세포로 근육세포, 뉴런, 피부 등을 만들 수 있다. 다양한 세포 유형으로 분화할 수 있는 특수화되지 않은 세포로, 조직 재생과 수리에 중요한 역할을 하며 재생 의학과 조직공학에서 자주 사용된다. 이 문맥에서는 주로 지방 조직에서 유래하며 의학 및 화장품 응용 분야에서 사용된다.

줄기세포 치료 (Stem Cell Therapy)
다양한 상태의 치료를 위해 다양한 세포 유형으로 분화할 수 있는 줄기세포의 사용을 포함하는 의학적 접근방법이다. 이 책의 맥락에서는 환자 자신의 줄기세포를 사용하여 피부 손상을 수리하고 피부 회복을 촉진하기 위해 사용된다.

지방유래 줄기세포 (Adipose-Derived Stem Cells)
지방유래 줄기세포는 지방 조직에서 추출되는 다능한 세포로, 다양한 세포 유형으로 분화할 수 있는 능력을 갖추고 있다. 이러한 줄기세포는 지방 조직 내에서 비교적 쉽게 얻을 수 있으며, 재생의학 및 조직공학 분야에서 조직 재생 및 치료에 활용된다. 지방유래 줄기세포는 특히 피부 관련 문제와 탈모 치료에서 관심을 받고 있으며, 조직의 복원 및 재생을 지원하는 데 사용된다.

지방흡입술 (Liposuction)
과도한 지방 조직을 피부 아래쪽으로 흡입하는 성형술. 1974년 최초로 개발됐지만 종종 과다 출혈로 환자가 고통받는 단점이 있었다. 1980년대 초 유럽에서 미국으로 도입됐지만 안정성 문제로 90년대까진 많이 시술되지 않았다.

진인사대천명
한국의 역사와 문화에서 중요한 개념으로, 사람들이 타고난 운명이나 사명을 의미한다. 이 용어는 한국에서 종래부터 널리 받아들여진 철학적인 개념으로, 각 개인은 그들만의 고유한 사명이 있으며 그것을 발견하고 이루기 위해 노력해야 한다는 의미를 띠고 있다. 노력과 운명을 조화롭게 이해하고 개인의 역량을 개발하여 사회와 세계에 봉사하는 데에 중요한 역할을 하는 철학적 원칙이기도 하다. 이것은 한국 문화에서 자아성찰과 목표 달성을 촉진하며, 자신의 사명을 실현하기 위한 노력을 존중하는데 중요한 개념이다.

칼리코 (Calico)
Google에서 설립한 10억 달러 규모의 회사로, 노화 연구와 개발에 전념하고 있다.

텔로미어 (Telomere)
텔로미어는 염색체 말단의 보호 구조를 지칭하며, 세포가 분열할 때마다 중요한 유전 정보를 대신하여 사라지는 보호막 역할을 수행한다. 텔로미어 길이가 일정 수준 이하로 짧아지면 세포는 분열을 멈추는 세포 노화 상태로 들어가고, 이로 인해 텔로미어는 세포 분열의 타이머로도 불린다. 염색체 끝의 보호 모자로, 세포분열 중에 유전 정보의 무결성을 보호한다. 이들은 세포가 분열할 때 짧아지며, 이것은 노화와 연관이 있다.

용어 설명

텔로메라아제 (Telomerase)
텔로미어를 보호하고 길게 만들 수 있는 효소로, 생식세포와 일부 줄기세포에서 특히 활성화된다. 노화 및 질병 연구에 관련 있다.

피부 이식 (Skin Graft)
건강한 피부 조직이 손상된 또는 흉터가 있는 부위로 이식되는 수술적 절차로, 주로 흉터 개선과 재건을 위해 사용된다.

필러 (Filler)
성형수술에서 필러는 주름, 주름, 입술 또는 뺨과 같은 영역에 볼륨을 추가하고 주름과 미세한 주름의 외관을 줄이기 위해 피부에 주입되는 물질이다. 필러는 일시적이거나 반영구적일 수 있다.

플라즈마 (Plasma)
플라즈마 치료기는 주로 피부 관련 문제를 치료하는 의료 및 미용 분야에서 사용되는 의료 장비이다. 고온 플라즈마는 높은 온도와 에너지로 인해 조직의 변화를 가져와 미용 효과를 일으키는 데 이용된다.

휴지기성 탈모 (Telogen Effluvium)
휴지기 단계의 머리카락 모낭 수가 증가하여 과도한 머리카락 탈모를 유발하는 머리카락 탈모 유형이다. 대개는 6개월 이내에 호전되는 경우가 많은데 오래 지속된다면 원인을 파악하고 치료를 해야 한다.

플라나리아 (Planaria)
평평한 형태의 해수동물로, 놀라운 재생 능력을 가지고 있다. 심지어 몸을 둘로 자르면 두 개체로 다시 자라낼 수 있는 능력을 지니고 있으며, 이 특징은 재생의학 연구에서 관심을 받고 있다.

HORP® 치료
HORP®는 Hair Optimizing Regeneration Program의 줄임말로, 줄기세포의 효능을 이용하여 모낭의 재생능력을 올려주어 탈모를 치료하는 인체 친화적이면서도 획기적인 치료법이다.

U-헬스산업 (U-Health Industry)
언제 어디서든 의료 서비스에 접근 가능케 하는 산업을 나타낸다. 이것은 향후 수명 연장과 관련하여 중요한 역할을 할 것으로 예상되며, 기술과 의료의 결합을 통해 의료 서비스의 효율성을 향상시키고 더 많은 사람에게 접근 가능한 의료를 제공하는 데 중요한 역할을 한다.

참 고 문 헌

머릿말

Selvarani, R., Mohammed, S. & Richardson, A. Effect of rapamycin on aging and age-related diseases—past and future. GeroScience 2021;43:1135–1158
https://doi.org/10.1007/s11357-020-00274-1

이 논문은 동물실험에서 라파마이신이 노화와 노화 관련 질환에 미치는 영향에 대해 다룹니다. 이 논문은 수명, 심장 기능, 중추 신경계, 면역 시스템 및 세포 노화와 같은 분야에서 라파마이신의 효과에 증거를 강조합니다. 또한 알츠하이머병 치료로 라파마이신을 임상 연구에 집중해야 할 것을 제안합니다.

1장

1. Alibardi L. Histochemical, Biochemical and Cell Biological aspects of tail regeneration in lizard, an amniote model for studies on tissue regeneration. Progress in Histochemistry and Cytochemistry 2014;48(4):143-244

https://doi.org/10.1016/j.proghi.2013.12.001

이 논문은 조직 재생 능력이 높은 포유류 이외의 파충류인 도마뱀의 조직 재생 과정에 대한 생화학적, 조직화학적 및 면역세포화학적 측면을 요약해 주고 있습니다.

2. Rink JC. Stem cell systems and regeneration in planaria. Development Genes and Evolution. Development Genes and Evolution 2013;223:67–84

https://doi.org/10.1007/s00427-012-0426-4

플라나리아는 탁월한 줄기세포 시스템을 가지며, 이로부터 모든 종류의 세포와 장기를 생성합니다. 이러한 특성으로 플라나리아는 줄기세포 연구의 다양한 문제를 탐구하기에 유용합니다.

3. Reddien PW. The cellular and molecular basis for planarian regeneration. Cell 2018;175(2):327-345

doi.org/10.1016/j.cell.2018.09.021

참고문헌

이 논문은 재생의학적 연구에서 중요한 정보를 제공하는 플라나리아에서 세포의 위치 정보와 줄기세포가 결합하여 재생을 가능케 하는 모델을 설명합니다.

4. https://phys.org/news/2018-12-source-planarians-regenerative-powers.html
Searching for the source of planarians' regenerative powers (phys.org)

2장

1. Klein JA: The tumescent technique for liposuction surgery, American Journal of Cosmetic Surgery 1987;4:263-267

이 논문은 최초로 튜메스트 기법을 소개한 논문입니다. 매우 희석된 에피네프린과 리도카인으로 멍, 수술 후 통증을 최소화합니다.

2. Klein JA: Anesthesia for liposuction in dermatologic surgery, Journal of Dermatologic Surgery and Oncology 1988;14:1124-1132

3. TSUJI, Wakako; RUBIN, J. Peter; MARRA, Kacey G. Adipose-derived stem cells: Implications in tissue regeneration. World Journal of Stem Cells 2014;6(3):312-321

doi: 10.4252/wjsc.v6.i3.312

이 논문은 조직 재생에 대한 지방유래 줄기세포의 개요를 다룹니다. 풍부한 지방 조직에서 높은 수율로 얻어지며, 특성, 성장 인자 분비, 분화 능력, 그리고 잠재적 임상 응용에 중점을 둡니다.

4. Godic, Aleksandar. The role of stem cells in anti-aging medicine. Clinics in Dermatology 2019;37(4):320-325

https://doi.org/10.1016/j.clindermatol.2019.04.011

자가 지방 유래 줄기세포는 손쉽게 수많은 양을 채취할 수 있는 최고의 가능성을 가지고 있어 노화 방지 및 재생 의학에서 강력한 도구로 작용합니다. 이 논문에서는 특성과 임상적 응용에 대해 논의합니다.

3장

1. Kwon SG, Kwon YW, Lee TW et al. Recent advances in stem cell therapeutics and tissue engineering strategies. Biomaterials Research 2018;22:36

https://doi.org/10.1186/s40824-018-0148-4

2. Fodor WL. Tissue engineering and cell-based therapies, from the bench to the clinic: The potential to replace, repair and regenerate. Reproductive Biology and Endocrinology 2003;1:102

https://doi.org/10.1186/1477-7827-1-102

3. Barry FP, Murphy JM. Mesenchymal stem cells: clinical applications and biological characterization. International Journal of Biochemistry & Cell Biology 2004;36:568–584.

doi: 10.1016/j.biocel.2003.11.001

4. Gimble J, Guilak F. Adipose-derived adult stem cells: isolation, characterization, and differentiation potential. Cytotherapy 2003;5(5):362–369

doi: 10.1080/14653240310003026

5. Zuk PA, Zhu M, Ashjian A, et al. Human adipose tissue is a source of multipotent stem cells. Molecular Biology of the Cell 2002;13:4279–4295

doi: 10.1091/mbc.e02-02-0105

6. Yoshimura K, et al. Cell-assisted lipotransfer for cosmetic breast augmentation: supportive use of adipose-derived stem/stromal cells Aesthetic Plastic Surgery 2008;32(1):48-55; discussion 56-7.

https://doi.org/10.1007/s00266-007-9019-4

4장

1. Lupatov AY, Yarygin KN. Telomeres and Telomerase in the Control of Stem Cells. Biomedicines 2022;10(10):2335

https://doi.org/10.3390/biomedicines10102335

텔로메라제 및 텔로미어 길이가 다양한 종류의 줄기세포의 기능적 활동 및 노화에 미치는 영향, 그리고 세포 치료 응용 분야에서의 가능성에 대해 논의합니다.

2. Lansdorp PM. Telomeres, stem cells, and hematology. Blood 2008;111(4):1759–1766.

https://doi.org/10.1182/blood-2007-09-084913

3. Penev A, et al. Stem cells at odds with telomere maintenance and protection. Trends in Cell Biology 2022;32(6):527-536

DOI:https://doi.org/10.1016/j.tcb.2021.12.007

칼럼 2

1. Coenen L. Markers of aging: Unsupervised integrated analyses of the human plasma proteome. Frontiers in Aging, 2023

https://doi.org/10.3389/fragi.2023.1112109

2. Trombetti A, Reid KF, Hars M, Herrmann FR, Pasha E, Phillips EM, et al. Age-associated declines in muscle mass, strength, power, and physical performance: Impact on fear of falling and quality of life. Osteoporosis International 2016;27(2):463–471

doi:10.1007/s00198-015-3236-5

노인 중 이동 제한이 있는 경우와 없는 경우 모두 근육량, 근력, 파워 및 신체 성능의 저하가 낙상 두려움과 관계가 있으며, 근육량 및 신체 성능의 저하가 삶의 질의 악화와 연관이 있습니다. 이들은 노화와 관련된 근육 건강을 개선 방법을 개발 해야하는 이유를 제시합니다.

3. Steenman M, and Lande G. Cardiac aging and heart disease in humans. Biophysical Reviews 2017;9(2):131–137

doi:10.1007/s12551-017-0255-9

세계 인구는 주로 출산율의 저하와 장수의 증가로 인해 급속하게 노령화되고 있습니다. 나이는 심혈관 질환의 가장 큰 위험 요인이며, 유병률은 나이가 들수록 급격하게 증가합니다. 노령 관련 심장 질환에 대한 환자 치료 및 예방을 위해서는 심장 노화에 관련된 과정 및 결과를 알아야 합니다. 심장 내에서 나이와 관련된 변화이며, 기능적, 구조적, 세포적 및 분자적 수준으로서, 이러한 노화 및 심장 병리학적 과정의 변화는 심장 질환에서의 나이의 영향을 설명합니다.

4. Bettio LEB, Rajendran L, and Gil-Mohapel J. The effects of aging in the hippocampus and cognitive decline. Neuroscience & Biobehavioral Reviews 2017;79:66–86

doi:10.1016/j.neubiorev.2017.04.030

노화는 인지 저하 및 기능 및 사회적 장애와 관련이 있습니다. 해마는 학습 및 기억 뿐만 아니라 정서적 행동 및 기분 조절에 중요한 역할을 하는 뇌 영역으로, 노화된 해마에서 볼 수 있는 신경생물학적 변화는 산화 스트레스 및 신경염증 증가, 세포내 신호 전달 및 유전자 발현 변화, 그리고 신경생성 및 시냅스 가소성 감소와 관련이 있으며, 이는 연령 관련 인지 저하와 관련이 있습니다. 칼로리 제한, 신체 운동 및 환경 요인에 대한 조치는 해마의 노화로 인한 변화를 완화하는 것으로 나타났습니다.

5. Huang J, Xie Y, Sun X, Zeh HJ, Kang R, Lotze MT, et al. DAMPs, ageing, and cancer: The 'DAMP Hypothesis'. Ageing Research Reviews 2015;.24:3–16

doi:10.1016/j.arr.2014.10.004

DAMP는 노화의 과정에서 발생하는 물질이며, 노화 관련 질환에 대한 표지로 사용될 수 있습니다. DAMP 가설은 새로운 이론으로, 노화의 특징을 설명하는 다른 이론들을 보완합니다. 이런 DAMP를 조절하는 것은 노화 및 연령 관련 질환의 치료에 좋은 접근 방법일 수 있습니다.

젊음을 찾아주는 박병순 원장의 셀파크 치료법

1. 세포치료 라비쎄®

줄기세포로 노화된 피부세포를 활성화해 주름, 피부 결, 피부 톤, 흉터 등을 개선하는 가장 클래시컬한 치료법입니다. 피부뿐만 아니라 두피 세포를 활성화하여 모발 굵기와 수가 증가하는 효과도 볼 수 있습니다. 활성물질은 표피부터 진피 피하지방 및 근막까지 투여하여 전체적인 회춘 효과를 목표로 합니다.

2. 셀페이스 피부 시술

세포채취의 단계 없이 바로 간편하게 시술받기를 원한다면 최적의 시술입니다. 보습과 모공 축소를 즉각적으로 느끼며 안색 개선을 원한다면 권할 만합니다.

3. NGAL®

줄기세포 배양액 성분으로 프리미엄 스킨 케어 프로그램에 활용됩니다. NGAL® (엔갈)에 함유된 100% 줄기세포 배양액 성분은 피부나 모발의 세포 증식, 콜라겐 생성 촉진, 항산화 작용이 있다는 것이 과학적으로 검증되었습니다. 엔갈을 이용한 프로그램을 통해 잔주름 생성 및 탄력 저하를 억제하고, 피부 톤을 화사하게 바꿔주며 보습력을 증가시켜 브라이트닝과 안티에이징 효과를 볼 수 있습니다.

내 친구는 왜 젊어 보일까

초판 1쇄 인쇄	2024년 5월 05일
초판 1쇄 발행	2024년 5월 10일

저자	박병순
발행인	성인제
기획/편집	바이오그래픽스
발행처	(주)트레블그래픽스
출판등록	제2021-000106호(2004. 6. 14)
주소	서울시 구로구 온수동 부일로 1나길 4
전화	02-545-4724
팩스	02-548-0095
전자우편	5454724@daum.net

이 책에 실린 모든 내용의 무단 전재와 복제를 금합니다. 이 책의 전부 또는 일부를 재사용하려면 저자와 출판사 양측의 동의를 받아야 합니다.

책값: 20,000원. 잘못된 책은 바꾸어 드립니다.
ISBN 978-89-955416-4-7 03000